»Darüber wird nicht gesprochen«: In vielen Elternhäusern und in vielen Partnerschaften ist Sexualität kein »Gesprächsthema«, das Sprechen darüber durch Ängste, Scham, Zwänge und Gewissensbisse tabuisiert. Doch wie soll die non-verbale sexuelle Kommunikation gelingen, wenn die verbale nicht einmal funktioniert, wenn es nicht möglich ist, die Sprache der Sexualität gemeinsam zu lernen.

Ein selbstverständlicher und natürlicher, zugleich ernsthafter und humorvoll lustbetonter Umgang mit dem Thema Sexualität scheint immer noch utopisch. Inmitten unserer angeblich sexbesessenen Zeit herrscht zwischen Partnern und selbst unter Liebenden nach wie vor große Sprachlosigkeit und die Unfähigkeit, eigene Erfahrungen und Wünsche mitzuteilen. Bekanntlich ist Sexualität aufs engste mit Beziehung und Kommunikation verknüpft. Probleme und Schwierigkeiten in zwischenmenschlichen Beziehungen sind Hauptwurzel psychosomatischer Störungen und wirken sich gerade auch im Bereich des Sexuellen verhängnisvoll aus.

Der Autor zeigt mit viel Feingefühl und Verständnis, wie ein gelungener, angstfreier und entkrampfter Umgang mit Sexualität helfen kann, viele Beziehungsprobleme zu lösen. Er weist den Weg aus einer sinnentleerten in eine sinnvoll gestaltete Sexualität, die sich aus einer unverständlichen zu einer einverständlichen Sprache wandeln kann.

Kurt Loewit, Dr. med., Professor am Institut für Medizinische Biologie und Humangenetik der Universität Innsbruck und Leiter der Arbeitsgruppe für Fortpflanzungsbiologie und Sexualmedizin, arbeitet u. a. als Sexualtherapeut, Ehe- und Familienberater.

Kurt Loewit

Die Sprache der Sexualität

Fischer
Taschenbuch
Verlag

Die Originalausgabe erschien 1988
unter dem Titel »Geheimsprache Sexualität«
im Tyrolia-Verlag, Innsbruck–Wien

Überarbeitete Ausgabe
Veröffentlicht im Fischer Taschenbuch Verlag GmbH,
Frankfurt am Main, Mai 1992

Lizenzausgabe mit freundlicher Genehmigung des
Tyrolia-Verlags, Innsbruck–Wien

Umschlaggestaltung: Buchholz/Hinsch/Hensinger
Umschlagabbildung: Auguste Rodin,
›Paolo und Francesca da Rimini‹
Gesamtherstellung: Clausen & Bosse, Leck
Printed in Germany
ISBN 3-596-10909-4

Inhalt

Anstelle eines Vorworts: Verwünschte und verwandelte Sexualität

»In den alten Zeiten, wo das Wünschen noch geholfen hat, lebte ein König, dessen Töchter waren alle schön; aber die Jüngste war so schön, daß die Sonne selber, die doch so vieles gesehen hat, sich verwunderte, sooft sie ihr ins Gesicht schien...«, so beginnt das Märchen vom Froschkönig, das in seiner Bildersprache von der Verwandlung des Unheimlichen, Angstmachenden und Unverständlichen berichtet: »Die Königstochter fing an zu weinen und fürchtete sich vor dem kalten Frosch, den sie nicht anzurühren getraute und der nun in ihrem schönen reinen Bettlein schlafen sollte.« Als sie schließlich vor diesem garstigen Frosch nicht mehr fliehen und ausweichen kann, als sich seine Existenz nicht mehr verleugnen und seine berechtigten Ansprüche nicht mehr abweisen und verdrängen lassen und sie sich ihm stellt, ihn anfaßt, zupackt, um ihn umzubringen und endgültig loszuwerden, da kann er sich verwandeln, da hat sie ihn erlöst: »Als er aber herabfiel, war er kein Frosch, sondern ein Königssohn mit schönen, freundlichen Augen.« Der erzählte ihr, »...er wäre von einer bösen Hexe verwünscht worden, und niemand hätte ihn aus dem Brunnen erlösen können als sie allein, und morgen wollten sie zusammen in sein Reich gehen«.

Um den Versuch einer solchen Verwandlung oder Erlösung des Verwünschten, um die Wiedererlangung der verspielten goldenen Kugel, geht es auf den folgenden Seiten, wenn auch in der nüchternen Sprache der Sexualmedizin und Eheberatung. Wie das Märchen lehrt, ist die Voraussetzung solcher Wandlung, sich dem Thema zu stellen, es anzupacken und sich bewußt zu werden, daß jeder selbst solche »alten Zeiten, wo das Wünschen noch geholfen hat«, durchlebte in jener magischen Periode der frühen Kindheit, in welcher die Welt voller Fabelwesen war und Wünsche die Macht hatten, das Schicksal zu verändern. Diese Zeit hat dazu beigetragen, daß die ganz persönliche Geschichte der Sexualität jedes einzelnen [und »Frösche und Kröten verkörpern im Märchen die Sexualität« (Röhrich 1987)] nicht nur in den Koordinaten von Raum und Zeit einer äußeren Wirklichkeit, wie sie dem Erwachsenen geläufig sind, sondern gleichzeitig auf einer anderen, archaischen und magischen Ebene spielt, die ihm nicht mehr unmittelbar zugänglich ist. Hier muß bei vielen erst etwas umgebracht werden oder sterben, bevor Neues möglich wird: ein neuer Zugang zum Thema und neue Formen der Beziehung zwischen Mann und Frau (vgl. Röhrich 1987; Jellouscheck 1985). Dann aber gilt, worauf Bettelheim (1977) in sexualpädagogischem Sinn hinweist: »...daß die Sexualität zwar zu Anfang ekelhaft tierisch erscheinen mag, daß aber, sobald man die rechte Art, sie zu handhaben, gefunden hat, etwas sehr Schönes hinter diesem scheinbar Abstoßenden zum Vorschein kommt«.

So unglaublich es in unserer angeblich sexbesessenen Zeit klingt, in sehr vielen Elternhäusern ist Sexualität auch heute noch kein Thema. »Darüber« wird einfach nicht gesprochen. Nur wenige konnten oder können sich von Kindheit an in ungezwungener Atmosphäre und in gleicher Weise wie in anderen Lebensbereichen auch im Bereich des Sexuellen Information, Klarheit, Rat holen, ihre Vorstellungen und Ängste mitteilen, ihre Erfahrungen und Entdekkungen besprechen, also bewußt lernen. Die meisten wurden indirekt belehrt, denn die Tatsache, daß über Sexualität nicht gesprochen wird, bedeutet ja nicht, daß darüber nichts gesagt wird. Die überdeutliche Botschaft lautet veilmehr: »Dieses Thema ist für uns tabu.« Nun wäre ein Tabu an sich nichts Negatives. Sexualität ist immer auch etwas Geheimnisvolles. Sie kann und soll dieses Geheimnisses durchaus nicht beraubt werden. So verstanden wird sie eine Geheimsprache bleiben, auch wenn ihre Botschaft entziffert ist. Wie oft vermitteln jedoch Erwachsene in ihren Reaktionen und Antworten auf Verhalten und Fragen des Kindes diesem Gefühle von Ungehörigkeit, Peinlichkeit oder Lächerlichkeit, der Übertretung ungeschriebener Gesetze und Verbote. Mancher mag sich noch an handgreifliche »Antworten« erinnern, die dafür sorgten, daß die erste Anfrage oder Mitteilung auch die einzige und letzte geblieben ist. Zu viele werden ihr eigenes Erleben in Aussagen junger Menschen wiederfinden, wie z. B.: »Bei uns wurde über Sexualität nicht gesprochen. Das Thema war tabu. Meine Eltern zeigten keinerlei Zeichen von Zärtlichkeit, das blieb alles vor uns verborgen. Ich habe von meinen Eltern nie irgendeine Sexualerziehung erhalten«, oder: »Meine Eltern haben niemals mit mir über Sexualität gesprochen«, oder: »In meiner Familie spricht man nicht über Sexualität. Deswegen glaube ich, meine Eltern halten sie für etwas Schlechtes.« »Als ich beim Eintritt der ersten Regelblutung zu meiner Mutter ging, sagte sie bloß: O Gott, fängt das jetzt bei dir auch schon an!« Aussagen wie: »Bei mir zu Hause ist das ein völlig offener Bereich, meine Eltern sprechen oft und ohne Scheu darüber« sind immer noch große Ausnahmen.

In solcher Atmosphäre wird der schöne Königssohn zum kalten, unappetitlich-glitschigen Frosch verwünscht, wird die unbeschwerte Lust des Anfangs verspielt. Es bleibt den Informationsmöglichkeiten und der Phantasie des Kindes überlassen, sich das Verhalten der Erwachsenen zu erklären und zu deuten: zum Beispiel weil Geschlecht von »schlecht« kommt, weil alles, was damit zu tun hat, offenbar gefährlich, unappetitlich, ekelhaft, unanständig, unschamhaft, sündig und verboten, angst- und schuldmachend, nicht zum Spielen, geheimnisvoll und zugleich verlockend, vielversprechend ist, hat es doch mit Heiraten und Kinderkriegen zu tun – die phantastischsten Vorstellungen können entwickelt werden. Dabei entdeckt das Kind schon früh am eigenen Leib die Geschlechtsorgane als Quelle von Vergnügen und Lust und bemerkt mit der Zeit auch den Widerspruch im Verhalten der Erwachsenen: Sie handeln anders, als sie sprechen. So kann der gesamte Sexualbereich früh den Charakter des Heimlichen und zugleich Unheimlichen, des Unaussprechlichen, Zwielichtigen, Doppelbödigen, des Angstmachenden, Schuldgefühle Auslösenden und doch Verlokkenden, Faszinierenden erhalten. Er bekommt eine zweifelhafte Sonderstellung, wird aus der Ganzheit des Lebens ausgegrenzt und isoliert, verliert seine Natürlichkeit und Unschuld, lange bevor die genitale, also die auf die Geschlechtsorgane bezogene, Sexualität im eigentlichen Sinn überhaupt erwacht. Mit zu vielen wichtigen Fragen bleibt der junge Mensch in entscheidenden Momenten allein bis hin zur wichtigsten, der Frage nach dem Sinn des Ganzen. Auf keinem anderen lebenswichtigen Gebiet bleiben Elternhaus und Schule dem Heranwachsenden so viel schuldig, überlassen ihn so sehr sich selbst und dem unkontrollierten Einfluß zum Teil gefährlicher Miterzieher, lassen ihn so schlecht vorbereitet ins Leben stolpern wie auf dem der Sexualität.

Da dies weder bewußt noch aus böser Absicht geschieht, helfen Anklagen, Vorwürfe und Appelle nicht weiter. Es geht um die dahinterstehende innere Logik, welche Kinder wie Eltern die Sexualität des anderen verdrängen läßt, ihn nicht als sexuelles Wesen wahrhaben möchte. Die Art, mit diesem Thema umzugehen, ist eben nicht nur zwischen Mann und Frau, sondern auch zwischen Eltern und Kindern ein hochempfindliches Beziehungsbarometer, ein echter Prüfstein für die Atmosphäre in der Familie. Um beim Märchenbild zu bleiben: Solange der garstige Frosch nicht angefaßt wird, kann er sich auch nicht verwandeln.

Nun ist bekanntlich Sexualität aufs engste mit Beziehung und Kommunikation verknüpft. Sie spielt in diesem lebenswichtigen Bereich sowohl im weiten Sinn von Geschlechtlichkeit, also Frau- und Mann-Sein, wie auch im engeren Sinn von Genitalität, das ist alles, was mit den Geschlechts- bzw. Fortpflanzungsorganen zu tun hat, eine entscheidende Rolle. Gerade hier liegt nach der Erfahrung des Verfassers auch die größte Not der heutigen Wohlstands-, Überfluß- und Konsumgesellschaft, nämlich die Armut an und die Not in zwischenmenschlichen Beziehungen. Dieser Beziehungsnotstand ist gleichzeitig zur Hauptwurzel psychosomatischer Störungen und Erkrankungen geworden, die ihrerseits eine immer größere Rolle spielen.

In dieser Situation, die sich in alle Lebensbereiche hinein und auf allen gesellschaftlichen Ebenen auswirkt, möchte das vorliegende Buch als Frucht jahrzehntelanger Erfahrungen und Befassung mit dem Thema in Vorlesungen, Kursen, Seminaren und in der Sprechstunde dem Interessierten Anregung zur Auseinandersetzung mit Fragen und Problemen, die hier im einzelnen nicht alle aufgegriffen werden können, vor allem zur Auseinandersetzung mit der eigenen Sexualität, anbieten. Die Frage ist, ob ein Buch vermitteln kann, was bisher im persönlichen Gespräch, in der klärenden Rückfrage, in der unmittelbar eigenen Erfahrung gemeinsamer Erarbeitung zu zweit oder in der Gruppe vermittelt werden konnte, nämlich eine Zusammenschau und Sichtweise, die mithilft, daß aus einer un-heimlichen eine beheimatete und heimatgebende Sexualität werden kann, aus einer sinn-entleerten eine sinn-volle, aus einer verwünschten eine, die sich von einer unverständlichen Geheimsprache zu einer einverständlichen geheimen Beziehungssprache wandeln kann, weil sie erlöst wird.

Sexualität ist nicht alles – ist nicht alles Sexualität?

Schon nur das Thema Sexualität verändert die Gesprächsatmosphäre und die Sprechenden. Es ist ein äußerst sensibles und zwiespältiges Thema. Einerseits ist es immer noch »verboten« und kommt nur augenzwinkernd oder hinter vorgehaltener Hand zur Sprache. Es ist tabu. Deswegen bleiben die stets bereiten sexuellen Andeutungen, Anspielungen, Witze und Geschichten meist im Bereich des Doppelsinnigen, Zweideutigen, auch wenn sie eindeutig zweideutig sind. Wer sich mit Sexualität beschäftigt, macht sich leicht verdächtig. Es ist unverfänglicher, darüber zu witzeln, als sie ernst zu nehmen. Am besten, man tut »es« und redet nicht davon. Andererseits ist das Thema allgegenwärtig. Ohne es zu merken und zu wollen, wird oft im Alltag eine sehr sexuelle Sprache geführt: Man nennt jemanden einen Schlappschwanz oder einen, der seinen Mann stellt, einen beinharten Steher oder einen Umfaller, man spricht von spritzigen Ideen, auf etwas stehen, sich auf etwas versteifen, von zweien, die unter einer Decke oder ständig beisammenstecken, man vertieft oder verbohrt sich in eine Aufgabe; kurz, man findet sich, in- und außerhalb der Sprache, umgeben von sexuellen Inhalten und Symbolen, angefangen von den Medien, der Werbung und der Mode über die schönen Künste, Literatur, Architektur bis zur Religion – nur wer es bemerkt oder anspricht, muß sich rasch den Vorwurf einer verderbten Phantasie oder schlechter Gedanken gefallen lassen.

Ein selbstverständlich-natürlicher, zugleich ernsthafter und humorvoll-lustbetonter Umgang mit dem Thema scheint immer noch utopisch. So wurde wohl zu Recht behauptet, man könne die Menschen in zwei Gruppen einteilen: in solche, für die Sexualität etwas ganz besonders Bedeutungsvolles sei, und in – Lügner. Oft wird diese Bedeutung erst bewußt, wenn sexuelle Funktionsstörungen oder Krankheiten auftreten und Patienten aussprechen, daß Sexualität für sie »wichtiger ist als Essen und Trinken«. Aber ist sie wirklich so bedeutend? Gibt es nicht mehr? Wichtigeres und Wertvolleres? Ist diese Allgegenwart des Sexualthemas nicht ein Zeichen von Dekadenz, ein Vorbote des Untergangs einer Kultur – oder ist es schlicht langweilig geworden? Sollte man nicht endlich mit dem Zerreden aufhören – oder sollte man es wirklich offen zur Sprache bringen? Aber in welcher Sprache denn? Es fehlt ein passendes Vokabular, es fehlen vertrauliche Worte, was mit ein Grund für die verbreitete Sprachlosigkeit im sexuellen Bereich, selbst unter Liebenden, ist. Oder die zur Verfügung stehenden vertrauten Worte sind derb, grob, gewalttätig, aggressiv, entwürdigend, frauenfeindlich oder einfach abgedroschen, banalisierend. Sie färben auf den Inhalt ab, entstellen, verzerren, das Eigentliche bleibt wiederum ungesagt.

Was wird also unter Sexualität verstanden? Was wird spontan und zuerst mit dem Begriff verbunden? Geschlechtsverkehr und Fortpflanzung? Oder Zärtlichkeit, Liebe, Intimität – und wenn, mit oder ohne Sex? Aus dem Englischen kommen zwei Redewendungen, die das Problem zur Sprache bringen: »make love« und »have sex« – Liebe machen und Sex haben. Machen wir nun Liebe, oder haben wir Sex? Und welche Gefühle begleiten die Assoziationen, welche Wertungen werden damit verbunden?

Im folgenden wird unter Sexualität zweierlei verstanden. In einem sehr weiten Sinn geht es um unsere Geschlechtlichkeit, um alles, was mit Frau- und Mann-Sein zu tun hat, also um uns selbst als sexuelle Wesen. Sexualität ist nicht etwas am Menschen, etwas, das er »hat«, eine zusätzliche Eigenschaft oder Möglichkeit für bestimmte Anlässe und Situationen – sexuell »ist« er durch und durch, geprägt von seinem Geschlecht von der Zeugung an, aber dadurch nicht auf bestimmte Rollen festgelegt. Frauen und Männer unterscheiden sich vom Chemismus ihres Körperaufbaues und Stoffwechsels bis in ihre statistische Lebenserwartung. Sie sind für je andere Krankheiten anfällig, und sie denken, fühlen und handeln, phantasieren, wünschen, hoffen und lieben eben als Männer und Frauen (vgl. Maccoby 1974; Money 1975; Symons 1979).

Nur darf man »weiblich« und »männlich« nicht als sich ausschließende Gegensätze verstehen. Schon im Bereich der Geschlechtsentwicklung weisen gemeinsame Organanlagen oder die Fähigkeit von Geweben, sich entweder in die männliche oder in die weibliche Richtung zu entwickeln, auf den gemeinsamen Ursprung hin. So entstehen z. B. die Keimdrüsen, also Eierstöcke oder Hoden, aus einer gemeinsamen, zunächst noch nicht geschlechtsverschiedenen Ur-Anlage. Ebenso sind die inneren und äußeren Geschlechtsorgane usprünglich doppelt oder gemeinsam angelegt. Aus diesen Anlagen entwickelt sich im Normalfall durch Unterdrückung des andersgeschlechtlichen und Förderung des eigengeschlechtlichen Anteils ein eindeutig männliches oder weibliches Genitale. Aus dieser Entwicklungsgeschichte lassen sich nicht nur Organentsprechungen, etwa zwischen männlichem Glied (Penis) und Kitzler (Klitoris) oder zwischen Hodensack (Skrotum) und großen Schamlippen (Labien) feststellen und verstehen, sondern auch funktionelle Entsprechungen, etwa zwischen der Versteifung des Gliedes (Erektion) und der Verengung und Durchfeuchtung der Scheide (Lubrikation). Ähnlich verhält es sich mit den sogenannten Sexualzentren im Gehirn, die – ebenfalls doppelt angelegt – schließlich für männliche und weibliche Funktionen, z. B. im Bereich der Fortpflanzung für zyklische Eireifung oder kontinuierliche Samenbildung, verantwortlich sind und darüber hinaus mit Sexualverhalten und sexuellem Erleben zu tun haben müssen. Hierüber ist allerdings aus dem Tierreich wesentlich mehr bekannt und erwiesen als für den Menschen. In diesen Beispielen handelt es sich um gemeinsame Ausgangspunkte für getrennte Endresultate. Dabei ist die Entwicklung im Regelfall eindeutig und endgültig, nicht mehr umkehrbar.

Daneben gibt es bekanntlich auch Zellen und Gewebe, die lebenslang auf weibliche und männliche Impulse ansprechen: Unter dem Einfluß entsprechender Geschlechtshormone kann z. B. auch bei Frauen Bartwuchs, männliche Körperbehaarung und eine tiefe, rauhe Stimme auftreten; oder feineres Haar, glattere Haut, weichere Konturen oder Brustwachstum bei Männern. Abgesehen von krankhaften Veränderungen ist auch das übliche Auftreten andersgeschlechtlicher Züge im Alter ein Hinweis auf diese ursprünglich gemeinsamen Anlagen und bleibenden zweigeschlechtlichen (bisexuellen) Reaktionsfähigkeiten. Ebenso helfen diese Kenntnisse mit, Intersexualität und Hermaphroditismus (Zwittrigkeit) bis hin zu Störungen der Geschlechtsidentität (besser) zu verstehen (vgl. Money 1969, 1975; Walter 1978; Bancroft 1985; Knobil 1988).

Diese grundsätzlich bisexuelle Organisation menschlicher Geschlechtlichkeit weist also auch bei sich eindeutig ihrem Geschlecht zugehörig fühlenden Frauen und Männern darauf hin, daß in jedem

Menschen Männliches und Weibliches vorhanden und zu finden sind. Es ist zum Teil genetisch angelegt, zum Teil erworben und entwickelt sich unter bestimmten biologisch-physiologischen und sozio-kulturellen Einflüssen schon in der Embryonal- und Fetalzeit, erst recht nach der Geburt. Es wird von und in der jeweiligen Umgebung gelernt. Somit gibt es nichts im körperlichen und nichts im psychischen Bereich, das nicht irgendwie durch das Geschlecht beeinflußt und mitgeformt oder gänzlich davon abhängig wäre. So betrachtet hat alles, was uns betrifft, mit Sexualität zu tun, beim einzelnen und wann immer sich »Menschen« begegnen, denn es begegnen sich nur Frauen und Männer. Es gibt also tatsächlich keinen Lebensbereich, der nicht auch mit Sexualität zu tun hätte. Gegen einen solcherart verstandenen »Pansexualismus« wird es kaum Einwände geben.

In einer zweiten Bedeutung, sozusagen im engeren Sinn, meint Sexualität alles, was mit Geschlechtsorganen und -funktionen, mit Trieb und Lust, mit Fortpflanzung zu tun hat, also Genitalität. Gegen diese zweite Bedeutung richtet sich die Behauptung, daß Sex nicht alles oder nicht alles Sex sei. Meist wird ja Sexualität zuerst in dieser engeren Bedeutung verstanden. Das zeigt eine Begriffsverengung an, wie sie auch dem Wort »sittlich« widerfahren ist. Unsittlich wird zuerst auf die Sexualität bezogen, nicht auf Neid oder Habsucht oder Lüge und Betrug usw. Nicht viel anders verhält es sich mit »sinnlich« und »Sinnlichkeit«. Unter einem sinnlichen Menschen wird eher ein sexueller Genießer, wenn nicht Lüstling verstanden als einer, der seine Sinne auf allen Lebensgebieten verfeinert zu gebrauchen weiß.

So verhält es sich auch mit dem Begriff Sexualität: Er wird unmittelbar auf die Geschlechtsorgane bezogen, also genital verstanden und hier womöglich noch einmal eingeengt auf Petting oder Geschlechtsverkehr, also isoliert und ausgegrenzt. Diese eingeengte Sichtweise übersieht nicht nur die vielen sexuellen Verhaltens- und Erlebnismöglichkeiten außerhalb der Genitalregion – z. B. kann die Haut als ausgedehntes »Geschlechtsorgan« aufgefaßt werden –, sie läuft auch Gefahr, die psychosomatische Natur des Menschen, seine Einheit von Körper und Psyche in der Umwelt zu übersehen.

Sie vergißt, daß nicht Glied und Scheide, sondern das Gehirn zum eigentlichen Geschlechtsorgan geworden ist. Im Gehirn fallen die

Entscheidungen und werden die Weichen gestellt, sowohl für das Verhalten als auch für das Erleben, für das Empfinden von Lust und Unlust, und der größte Teil menschlichen Sexuallebens spielt sich hier ab, nämlich in der Phantasie als sexuelle Tagträume, Wünsche, Gedanken, Bilder oder als nächtliche Träume mit sexuellem Inhalt.

Im Gehirn als psycho-physischer Nahtstelle ist auch begründet, daß menschliches Leben und Erleben auf zwei Ebenen läuft, einer körperlichen und einer psychischen. Im Erleben von Gefühlen wird das besonders deutlich: Gefühle von Freude, Angst oder Schmerz und Körperreaktionen wie Herzklopfen, Magenschmerzen, Muskelverkrampfungen, Erröten, Erblassen usw. werden gleichzeitig erlebt. Dieses Beispiel kann helfen, auch im Bereich der Sexualität diese psycho-physische Einheit und Gleichzeitigkeit zu verstehen: im engeren Sinn, daß auch im sexuellen Erleben Gefühle und Körperreaktionen verknüpft sind; im weiteren Sinn, daß jedes körperliche Geschehen seine psychischen Entsprechungen hat und umgekehrt. Menschliches Verhalten und Erleben finden also immer auf zwei Ebenen statt, und beide gehören zusammen. Werden Körper und Geist getrennt, so wird der Mensch zerrissen. Gerade im Bereich der Sexualität hat sich diese aus der Antike stammende und vom Christentum de facto übernommene Zweiteilung mit ihrer Abwertung des Körperlichen und ihrer Auf- und Überbewertung des Geistigen unheilvoll ausgewirkt und schwere Hypotheken hinterlassen. Dabei wurde die Lust dem körperlichen Bereich zugeordnet und mit diesem abqualifiziert, zur »bösen Lust« gemacht. Die bekannten Gleichungen »unten = unrein = schlecht = sündhaft« und »oben = rein = gut = heilig« sind Ausdruck dieser dualistischen Aufspaltung des Menschen und seiner Sexualität. Diese Polarisierung wurde selbst dort verstärkt, wo aus der guten Absicht, die Sexualität zu rehabilitieren, diese »vergeistigt« und mystifiziert wurde. Es geht darum, die künstlich geschaffenen Gegensätze wieder auf die Einheit der Wirklichkeit zurückzuführen; statt Körper oder Geist: Körper und Geist, oben und unten in einem. Nicht geistloses Fleisch, auch nicht körperloser Geist entspricht der menschlichen Wirklichkeit. Sexualität zu humanisieren, also zu einer menschlicheren zu machen, heißt, sie immer auf beiden – gleichberechtigten – Ebenen zu leben und zu entfalten.

Dazu ist ständige Pflege und ein bewußter Umgang mit der Sexualität notwendig. Es ist zu wenig bekannt, daß das belastete Wort »Keuschheit« sich vom Lateinischen conscius = bewußt herleitet (Haag/Elliger 1986). Man könnte es nach heutigem Verständnis als bewußten Umgang mit der Sexualität im weiten wie im engen Sinn interpretieren.

Das Wissen über Sexualität und das sexuelle Gewissen

Bewußtheit setzt unter anderem Wissen voraus: Wissen über unsere Sexualität und ihre »Natur«, an welchem sich dann unser sexuelles Gewissen orientiert. Daher ist es nicht gleichgültig, wie weit dieses »Wissen« aus begründeter Sachkenntnis oder aus Vorurteilen, Fehlmeinungen und Irrtümern besteht, die unreflektiert weitergegeben werden. Andererseits unterliegt der jeweilige Erkenntnisstand ständiger Weiterentwicklung, ist also nicht als endgültig und absolut anzusehen, sondern kann sich u. U. auch als unrichtig erweisen. »Wissen« meint also nicht »ewige Wahrheiten«, sondern den jeweiligen Stand der Erkenntnis, die zur Zeit für sachlich richtig gehaltenen Anschauungen. Cohn (1974) weist besonders auf die Bedeutung dieser Unterscheidung auf der Gefühlsebene hin: Was in der Kindheit als endgültig, absolut und wahr gelernt wurde, ist auch emotional viel stärker verankert. Eine spätere Revision oder gänzliche Ablehnung solcher »Wahrheiten« löst Angst und Schuldgefühle aus und kann, auf individueller wie gesellschaftlicher Ebene, notwendige Weiterentwicklung erschweren oder blockieren. In den letzten paar Jahrzehnten hat nun dieses »Wissen« stärker zugenommen als vorher in vielen Jahrhunderten und zu ganz neuen Einsichten geführt. Das soll durch ein paar Beispiele veranschaulicht werden, soweit sie mit dem hier verfolgten Anliegen in Zusammenhang stehen.

Die Natur menschlicher Sexualität

Woher kommt es, daß – keineswegs nur bei der älteren Generation – die Frage nach dem »Sinn und Zweck« der menschlichen Sexualität so oft und so spontan mit ihrer Fortpflanzungsfunktion beantwortet wird, obwohl immer mehr Menschen »verstandesgemäß wissen«, daß dies zumindest nicht alles und nicht das erste ist. Gefühls- und gewissensmäßig sind sich viele nicht so sicher. Einer der vielen möglichen Gründe dafür liegt eben darin, daß gefühlsmäßige Einstellungen und Ansichten darüber, was richtig oder falsch ist, was unser Gewissen akzeptiert oder ablehnt, sehr wesentlich von den jeweiligen wissenschaftlichen, im besonderen den naturwissenschaftlichen Lehrmeinungen und Kenntnissen abhängen. Tatsächlich ist auf kaum einem Gebiet die »Natur« so oft als Zeuge und Richter aufgerufen worden wie auf dem Gebiet der Sexualität, ist der Wille Gottes aus dieser Natur abgelesen oder sie selbst als heilig und unantastbar erklärt worden. Aber auf keinem anderen Gebiet ist die Kenntnis dieser Natur so lückenhaft und oberflächlich, beruhen geheiligte Meinungen auf so vielen falschen Voraussetzungen und Deutungen wie bei der vermeintlichen Natur der Sexualität. Sicher kann uns eine wohlverstandene »Natur« eine Menge auch über sinnvolles Verhalten sagen, nur darf dabei nicht übersehen werden, daß zur Natur des Menschen auch die »Kultur« gehört. Schelsky (1955) ist vor knapp 40 Jahren zur Überzeugung gelangt, daß »die kulturelle Überformung der sexuellen Antriebe... sicherlich zu den ursprünglichsten Kulturleistungen und Existenzerfordernissen des Menschen« gehört, »wie Werkzeug und Sprache«. Er spricht von der »biologisch notwendigen Angewiesenheit...auf kulturelle Formung«, Gehlen (1950) davon, daß der Mensch von Natur aus ein Kulturwesen sei. Es entspricht also nicht nur seiner Natur, mit dem, was er im physikalisch-physiologischen Bereich vorfindet, auch umzugehen, es zu gestalten, eben zu kultivieren, sondern er ist wegen der Instinktreduktion und Plastizität der menschlichen Sexualität dazu gezwungen: »menschliche Geschlechtlichkeit bedarf immer der kulturellen Formung« (Schelsky 1967). Dabei können schwerwiegende Fehler gemacht, kann wie in anderen Bereichen, so auch hier »gegen die Natur gesündigt« werden. Aber der Mensch würde auch falsch handeln, wenn er sich nur seiner angeblichen Natur überließe, ohne sie vernünftig und vor allem verantwortlich zu gebrauchen und in Dienst zu nehmen.

Es ist wichtig, sich diesen doppelten Naturbegriff immer vor Augen zu halten: biologische Natur, einschließlich des Säugetieranteiles des Menschen, und menschliche Natur in einem ganzheitlichen Sinn, der die Kultur, das Umgehen mit der physischen Natur beinhaltet. Auch diese Kulturfähigkeit hat sich, wie die biologische Natur, allmählich entwickelt. Sie tritt nicht plötzlich beim Menschen auf. In vielen Punkten, etwa was die Lockerung oder Aufhebung der Instinktgebundenheit, die Notwendigkeit von Lernen oder eine gewisse Wahl- und Entscheidungsfreiheit betrifft, sind die Unterschiede zu vormenschlichen Lebewesen nur graduell, nicht prinzipiell, auch wenn schließlich eine neue, eben menschliche Qualität daraus resultiert. Auf jeden Fall hat der Mensch die tierische Instinktsicherheit weitgehend verloren und muß lernen, auswählen und entscheiden. Dabei wird er unvermeidbar Fehler machen. Man könnte auch sagen, er hat mehr gewonnen als verloren, nämlich Freiheit und Entscheidungsspielraum bzw. -fähigkeit, aber er ist unsicherer geworden. Er hat in diesem Sinn keine »Natur« mehr, auf die er sich blind verlassen kann, wie etwa eine Spinne, die einfach weiß, wie sie ihr Netz zu weben hat, und es automatisch »richtig« macht, die aber auch nicht anders kann und z. B. nach einer Beschädigung des Netzes wieder mit ihrem Muster von vorn beginnen muß.

Hinter einem als verpflichtender Maßstab verstandenen Naturbegriff steht zudem häufig eine Auffassung, welche die Natur unbefragt für die bestmögliche, weiseste und vor allem für unveränderlich und endgültig hält. Auch das ist nur sehr begrenzt richtig. Die Natur experimentiert ebenfalls mit Versuch und Irrtum, macht also Fehler, die sie wieder korrigieren muß oder die in Sackgassen führen, und vor allem, sie ist nicht endgültig und statisch, sondern in ständiger Entwicklung und Anpassung begriffen. Auch in diesem Sinne wäre es höchst problematisch, sich auf eine allgemeine und für immer gültige menschliche Natur zu berufen.

Was nun die Natur unserer Sexualität betrifft, so wissen auch heute noch die meisten der älteren und nicht wenige der jüngeren Generation, wozu sie »eigentlich« oder »von Natur aus« dient: »natürlich« der Erhaltung der Art. Dieses Wissen, daß im Grunde der Sinn und Zweck der Sexualität die Fortpflanzung sei, ist wahrscheinlich so alt wie die Erfahrung der Menschen mit Viehzucht und Tierhaltung, vielleicht 8000 Jahre oder älter: Ein Weibchen bringt nur dann Junge zur Welt, wenn es vom männlichen Tier befruchtet wird. Oder anders: Tiere paaren sich nur zu bestimmten Zeiten, in denen sie auch trächtig werden können, Sexualität und Fortpflanzung können scheinbar gleichgesetzt werden.

Die Vorstellungen über das Fortpflanzungsgeschehen im einzelnen waren allerdings jahrtausendelang weit entfernt von dem, was wir heute für richtig halten. Besonders was die Fortpflanzung des Menschen betrifft, wirken sich in unserem Kulturkreis naturwissenschaftliche Irrtümer bis heute aus, auf denen philosophische, ethische und religiöse Anschauungen und Lehren aufgebaut wurden. So wurde, wohl in Analogie zum Wissen um die Bedeutung von Samen und Acker, die Hauptaufgabe bei der Fortpflanzung dem Samen zugeschrieben. Seien es die Samen von Mann und Frau, die sich im Uterus vermischen, oder (wie bei Aristoteles) der Samen des Mannes allein, der bewirkt, daß das von der Frau zur Verfügung gestellte Rohmaterial die richtige Form bekommt. Bis in die Neuzeit wurde vermutet – nach dem Beginn der wissenschaftlichen Mikroskopie im 17. Jahrhundert sogar »beobachtet« –, daß im Samen bereits das komplette neue Individuum in Miniaturausgabe enthalten sei, im Falle des Menschen der sogenannte Homunkulus, das kleine Menschlein. Wenn man diesen Samen nicht auf den richtigen Acker ausbringt, also nicht in den Schoß der Frau verströmt, kann der Homunkulus nicht wachsen und stirbt.

Solche »naturwissenschaftlichen Erkenntnisse« haben z. B. innerhalb des Christentums bei der moralischen Beurteilung der männlichen Selbstbefriedigung oder des unterbrochenen Geschlechtsverkehrs als einer Frühform der Abtreibung, bei der Frage der Empfängnisverhütung oder der Unterscheidung zwischen Empfängnisverhütung und Abtreibung oder Mord eine große Rolle gespielt. So kennt z. B. der im Auftrag des Konzils von Trient 1566 herausgegebene römische Katechismus diese Unterscheidung nicht: »Ein Verbrechen schwerster Art begeht, wer im ehelichen Leben entweder durch Medikamente die Empfängnis verhindert oder die Frucht abtreibt, denn solches ist ruchloser Verschwörung zum Mord gleichzusetzen« (Noonan 1965; Ranke-Heinemann 1988). Heute dürften Empfängnisverhütung und Abtreibung allerdings nicht mehr in einem Atemzug zusammen genannt werden. Mit Recht weist Lieman (1991) auf den grundsätzlichen Irrtum des Samen-Acker-Vergleiches hin: Der Samen, den der Landmann auf den Acker sät bzw. den der Acker (sprich: die Frau) »empfängt« und der dann neues Leben hervorbringt, ist ja selbst bereits das Produkt einer »Befruchtung«. Dieser (pflanzliche) Samen kann also nicht mit dem (tierischen oder menschlichen) Spermium verglichen werden, sondern höchsten mit der bereits befruchteten Eizelle. Solches Wissen war natürlich weder Aristoteles noch Thomas von Aquin bekannt, aber heute ist es Allgemeingut. Strenggenommen müßte man also statt von Empfängnis von Befruchtung und statt von Empfängnisverhütung von Befruchtungsverhütung sprechen, weil nicht »Leben empfangen« wird, damit es auf dem richtigen Boden weiterwachsen kann, sondern die Vereinigung zweier Keimzellen im Vorgang der Befruchtung dieses neue individuelle Leben erst begründet.

Die jeweiligen »Kenntnisse« haben auch zur Meinung beigetragen und diese verfestigt, daß Sexualität ausschließlich der Fortpflanzung und selbst in der Ehe nur dem Zweck der Kinderzeugung zu dienen habe. Diese Ansicht wird bereits dem im 5. Jahrhundert vor Christus lehrenden griechischen Philosophen Ocellus Lucanus (zit. n. Noonan 1965) zugeschrieben: »... es ist besonders gut erwiesen, daß wir Geschlechtsverkehr nicht um der Lust willen haben, sondern zum Zweck der Fortpflanzung... die Geschlechtsorgane sind dem Menschen nicht fürs Vergnügen, sondern für die Erhaltung der Art gegeben.« Ebenso wird sie von einflußreichen vorchristlichen bzw. außerhalb des Christentums stehenden römischen Lehrern der stoischen Philosophie vertreten, die z. B. Geschlechtsverkehr in der Ehe um der Lust (statt um der Fortpflanzung) willen als verwerflich erklärten, wie im 1. Jahrhundert Musonius Rufus (zit. n. Noonan 1965) und die dementsprechend Empfängnisverhütung als eine Sünde gegen Zeus, den Beschützer der Familie, streng verurteilten: »... wie sollten wir nicht sündigen gegen unsere alten Götter und gegen Zeus, den Beschützer der Familie, wenn wir solche Dinge tun [nämlich: »verhindern, daß unsere Frauen viele Kinder haben«]?« (Musonius Rufus). Auch der im 1. Jahrhundert einflußreichste Philosoph der jüdischen Diaspora, Philo von Alexandria, vertritt ähnliche Gedanken, obwohl er selbst kein Stoiker war. In einer Erklärung des Gesetzes Moses' über den Ehebruch tadelt er sogar die natürliche Lust, sofern das Verlangen danach übergroß ist, und ebenso jene »... geilen Menschen, die in ihrer rasenden Leidenschaft allzu wollüstigen Verkehr nicht mit den Frauen anderer, sondern mit ihren eigenen pflegen«. An anderer Stelle: »Jene, die bei der Begattung zugleich die Vernichtung des Samens herbeiführen, sind unzweifelhaft Feinde der Natur.« Bekanntlich haben etliche solcher antik-heidnischer Meinungen und Lehren Eingang in das Christentum gefunden bzw. sind überhaupt nur dadurch erhalten geblieben und werden inzwischen als typisch christlich betrachtet. Der berühmte Kirchenvater Clemens von Alexandria (ca. 150–220) bezieht sich z. B. auf Musonius Rufus, wenn er sagt: »... ehelicher Geschlechtsverkehr darf nur mit dem Ziel der Fortpflanzung geübt werden. Nach der Zeit der Fruchtbarkeit müssen Mann und Frau wie Bruder und Schwester zusammenleben«, und der große Kirchenvater Hieronymus überliefert im 4. Jahrhundert Gedankengut des Stoikers Seneca, wenn er (gegen Jovinian) schreibt: »Jede Liebe zur Frau eines anderen ist schändlich; ebenso auch zu viel Liebe zur eigenen. Der weise Mann sollte seine Frau mit Vernunft, nicht mit Leidenschaft lieben. Er beherrsche die Regungen der Wollust und lasse sich nicht ungestüm zur Kopulation hinreißen. Nichts ist schändlicher, als seine Gattin wie eine Ehebrecherin zu lieben«, und die im erwähnten Römischen Katechismus von 1566 enthaltene Mahnung an die Gläubigen, nicht um der Lust oder sinnlichen Begierde willen (wohlgemerkt: ehelichen!) Verkehr zu haben, sondern in den vom Herrn vorgeschriebenen Grenzen (wann und wo?), mag manchem gar nicht so weit zurückliegend, sondern höchst aktuell erscheinen (Noonan 1965; Ranke-Heinemann 1988; Denzler 1991).

Es ist heute kaum noch vorstellbar, daß die Entdeckung der menschlichen Eizelle erst 1826 erfolgte, verläßliche Angaben über fruchtbare und unfruchtbare Zeiten im Zyklus der Frau überhaupt erst seit etwa 1930 vorliegen. Dabei wollte der Mensch, soviel wir wissen, immer schon seine Fruchtbarkeit auf rationale oder magische Weise beeinflussen: höhere Fruchtbarkeit durch Medizinen wie pflanzliche Abkochungen und Tränke bzw. durch Zaubersprüche, Fruchtbarkeitsriten und -opfer, Empfängnisverhütung ebenfalls durch lokal oder allgemein wirksame Verhütungsmittel oder durch Amulette oder sonstige Magie. Die ältesten, schriftlich erhaltenen Empfängnisverhütungsrezepte in altägyptischen Papyri (von 1850 und 1550 v. Chr.) sind an die 4000 Jahre alt, aber erst seit gut 50 Jahren liegt das erforderliche Detailwissen vor, um diese Ziele verläßlich zu erreichen, auch wenn die Mittel immer noch nicht optimal sind (vgl.: Himes 1963; Noonan 1965; Belzer 1974; Bodemer 1976; Keown 1977).

Sexualität und Fortpflanzung

Wie steht es nun nach dem heutigen Wissensstand um das Verhältnis von Sexualität und Fortpflanzung? Das geläufige Schema von der Paarung eines weiblichen und eines männlichen Individuums zum Zweck der Vermehrung ist in der etwa dreieinhalb Milliarden Jahre umfassenden Geschichte des Lebens auf der Erde noch relativ jung. Erst vor ungefähr 900 Millionen Jahren sind erste sauerstoffatmende tierische Lebewesen im Meer erschienen. Aus ihnen entwickelten sich die einfachsten Vielzeller, die sich bereits durch Keimzellen fortpflanzten, die Schwämme. Ursprünglich gab es also überhaupt keine Sexualität, sondern nur ungeschlechtliche Vermehrung, z. B. durch Zellteilung, Sprossung, Sporenbildung. Männlich und weiblich waren noch nicht erfunden.

Als Vorstufen der Sexualität können Vorgänge bezeichnet werden, wo es zum ersten Mal zu einem Austausch von Erbmaterial zwischen Lebewesen kommt, etwa bei Bakterien oder bei Einzellern, die bereits einen Zellkern enthalten, z. B. Pantoffeltierchen. Dieser Austausch von Erbmaterial dient der Durchmischung und Neukombination der Gene, führt also zu Individuen mit verändertem Erbgut, was möglicherweise Vorteile für das Einzelwesen und die Art mit sich bringt. So können lebenstüchtigere und anpassungsfähigere Wesen entstehen und schließlich das Rohmaterial für die Evolution der Arten bereitgestellt werden. Die ursprüngliche Aufgabe »sexueller« Vorgänge, lange bevor es überhaupt Geschlechter gab, war also eine genetische und hatte zunächst mit Fortpflanzung im Sinne von Vermehrung nichts zu tun. Paarung mit Austausch von Erbmaterial und Vermehrung als ungeschlechtliche Teilung können sich sogar gegenseitig ausschließen.

Die uns so selbstverständliche Verbindung von Sexualität und Fortpflanzung stellt bereits einen weiteren Schritt in der Entwicklung dar. Durch die Erfindung von Keimzellen, sogenannten Gameten, wurden die Vermischung und damit Änderung der Erbinformation und die Vermehrung – nun als geschlechtliche Fortpflanzung – miteinander verbunden. Bei den komplizierten Vorgängen der Reifeteilungen der Keimzellen wird das Erbgut umkombiniert und gleichzeitig auf die Hälfte reduziert, so daß bei der Verschmelzung zweier Keimzellen wiederum ein Lebewesen mit dem vollen Chromosomensatz, aber einer neuen Kombination der Gene entsteht. Diese geschlechtliche Fortpflanzung herrscht bei höher entwickelten Tieren vor und ist uns daher so selbstverständlich, daß die Meinung entstehen konnte, Sexualität sei die notwendige Voraussetzung von Vermehrung und diese ihre einzige oder doch wichtigste Aufgabe. Die Natur kann aber in weiten Bereichen des Pflanzen- und Tierreiches Fortpflanzung auch ungeschlechtlich sicherstellen; und selbst dort, wo es Geschlechter gibt, also Lebewesen, die nach der Art ihrer Keimzellen als männlich oder weiblich bezeichnet werden, verfügt sie auch über andere Möglichkeiten der Vermehrung als die uns geläufigste der geschlechtlichen Vereinigung eines männlichen und eines weiblichen Individuums. So können z. B. Samen- und Eizellen im selben Organismus vorhanden sein, der dann als zwittrig bezeichnet wird. Zwitter können ihre Keimzellen frei absetzen, sie können z. B. Samen austauschen, mit denen sie dann ihre Eier befruchten, sie können sich auch selbst befruchten. Einige Arten vermehren sich durch sogenannte Jungfernzeugung, d. h. die Eizellen entwickeln sich auch ohne Befruchtung zu Weibchen weiter. Wieder andere Arten wechseln im Laufe ihres Lebens oder einfach je nach Bedarf ihr Geschlecht und produzieren dementsprechend Samen- oder Eizellen (vgl. Wendt 1962; Ford/Beach 1968; Vogt 1973; Carr 1983; Wickler 1969, 1984; Stearns 1987; Futuyma 1990).

Damit soll daran erinnert werden, daß die Natur verschiedene Wege der Arterhaltung beschritten hat: ungeschlechtliche und geschlechtliche, mit und ohne Paarung von Weibchen und Männchen. Diese für uns so geläufige Art der sexuellen Fortpflanzung ist also weder allgemeingültig noch notwendig. Sexualität und Fortpflanzung können nicht ohne weiteres gleichgesetzt werden. Es gibt kein solches allgemeingültiges Naturgesetz, dem dann auch der Mensch unterworfen wäre. Derartige Behauptungen gehen von falschen Voraussetzungen aus. Immerhin könnte die Gleichsetzung von Sexualität und Fortpflanzung für die höheren Tiere und den Menschen gelten, bei denen es keine anderen Vermehrungsmöglichkeiten mehr gibt. Wiederum zeigt uns die Entwicklungsgeschichte der Sexualität, daß die Gleichung auch so nicht aufgeht.

Soziale Bedeutung der Sexualität

Bereits lange Zeit vor dem Auftreten der ersten Menschen hat die Sexualität im Laufe der Entwicklungsgeschichte zu ihrer genetischen und zu ihrer Fortpflanzungs-Aufgabe bei verschiedenen höheren Tieren (und in der Folge besonders ausgeprägt beim Menschen) als weitere Funktion eine soziale Bedeutung dazuerhalten. Sie ist damit multifunktional geworden, dient also verschiedenen Aufgaben, wie viele andere biologische Prozesse bei Tier und Mensch auch: z. B. die Nahrungsaufnahme, das Schreien des Säuglings, die gegenseitige Körperpflege oder auch die verschiedenen Funktionen der weiblichen Brust (Neumann 1989). Der Verhaltensforscher I. Eibl-Eibesfeld weist z. B. darauf hin, daß ursprünglich bei niederen Wirbeltieren Sexualverhalten nach dem Muster von Dominanz und Unterwerfung abläuft, und erinnert daran, daß auch beim Menschen Sex ohne Liebe und Zärtlichkeit als Teil des archaischen Wirbeltiererbes noch existiert, was bei Fehlformen der Sexualität eine Rolle spielen kann. Er berichtet z. B. über das Fehlen freundlicher Verhaltensweisen im Sozial- und Sexualverhalten von Meeres-Leguanen der Galapagosinseln: Mit demselben Droh- und Angriffsverhalten, mit welchem die Männchen ihre Positionskämpfe austragen, »umwerben« sie auch das Weibchen. Unterwirft sich dieses dem angreifenden Männchen, so wird es begattet, ansonsten flieht es. Das Sexualverhalten gehorcht, wie das übrige Sozialverhalten dieser Tiere, dem Gesetz von (männlicher) Beherrschung und (weiblicher) Unterwerfung. Freundlich-liebevolle Verhaltensweisen sind entwicklungsgeschichtlich eine relativ späte Errungenschaft. Sie finden sich erst nach der Stufe der Reptilien bei den Vögeln und Säugetieren und sind höchstwahrscheinlich aus dem mütterlichen Fürsorgeverhalten für die Jungen entstanden. Eibl-Eibesfeld hält die Entwicklung mütterlichen Brutpflegeverhaltens wie Füttern, Wärmen, Pflegen für die Voraussetzung freundlicher Beziehungen zwischen Erwachsenen, indem Verhaltensweisen, die ursprünglich nur zwischen Mutter und Jungtier bestanden, auf andere Artgenossen ausgedehnt werden. Sie lassen individuelle Bindungen entstehen und finden auch Eingang in das Sexualverhalten. Damit bekommt die Sexualität zu ihrer Fortpflanzungsfunktion eine soziale Bedeutung dazu und wird Sexualverhalten mehrdeutig und mißverständlich. Die Verhaltensforscher sprechen von Bedeutungs- und Funktionswandel, den es auch in anderen Bereichen gibt. So können z. B. bei Vögeln Verhaltensweisen aus dem Brutpflegeverhalten sozial-kommunikative oder auch sexuelle Bedeutung bekommen: Das Überreichen von Nestbaumaterial kann zur Begrüßungs-, Werbungs- oder Beschwichtigungsgeste werden, das »Futterbringen« und -annehmen zwischen erwachsenen Tieren zum Zeichen der Verpaarung und zur Kopulationsaufforderung. Aus der Mund-zu-Mund-Fütterung zwischen Eltern und Jungtieren wird das Schnäbeln unter Erwachsenen bzw. bei Säugetieren der Kuß. Schimpansen umarmen und küssen sich z. B. zur Begrüßung. Gelegentlich wird dabei noch Futter von Mund zu Mund weitergereicht wie zwischen Mutter und Jungen. Auch beim Menschen können diese Verhaltensweisen noch beobachtet bzw. bei Säuglingen die hierfür nötigen Reflexe nachgewiesen werden. Die Beispiele ließen sich fortsetzen (vgl. Wickler 1969; Eibl-Eibesfeld 1975, 1986; Lawick-Goodall 1975).

Ebenso können ursprünglich sexuelle Verhaltensweisen eine neue soziale Bedeutung erlangen, ohne die alte zu verlieren. Ein eindrucksvolles Beispiel stellt das sogenannte Präsentieren der Primaten dar: die Zuwendung des Hinterteils mit dem durch Hochheben des Schwanzes entblößten Genitale. Hierbei handelt es sich ursprünglich um eine eindeutig sexuelle Paarungsaufforderung des Weibchens, die sich wohl von der weiblichen Unterwerfungssexualität der frühen Wirbeltiere herleitet. Dieses Verhalten wird in nicht-sexuellem, sozialem Zusammenhang zu einer Begrüßungs-, Beschwichtigungs-, Kontakt-, Unterwerfungs- oder Rangordnungsgeste und in dieser Bedeutung, aber nie in der ursprünglich sexuellen, auch von männlichen Tieren ausgeführt. Die entsprechende Antwort, z. B. kurzes Aufreiten des Höherrangigen, stammt wiederum aus dem männlichen Dominanzverhalten bzw. bringt diese Dominanz auf »sexuelle« Weise zum Ausdruck. Entsprechende Verhaltensweisen sind auch beim Menschen beobachtet worden. In diesem Zusammenhang dient also sexuelles Verhalten nicht mehr der Fortpflanzung, sondern der Festigung des Paar- und Gruppenzusammenhaltes, der Hemmung von Angriffs- und Fluchttendenzen, der Verständigung in der Gruppe, dem Ausdruck von Rangordnungen (Lorenz 1963; Wickler 1969).

Ähnlich verhält es sich mit dem Genital-Imponieren von Primatenmännchen: Das Herzeigen des u. U. erigierten männlichen Gliedes beim noch nicht geschlechtsreifen Jungtier oder beim erwachsenen Männchen ist keine sexuelle Geste, sondern eine Demonstration von Stärke, Macht und Rang, als Warnung und zur Abschreckung an die eigenen Artgenossen gerichtet. Das männliche Genitale erfüllt hier eine soziale Aufgabe. Das Phänomen erinnert an das ursprünglich dominant-aggressive männliche Sexualverhalten der niederen Wirbeltiere.

Die Verhaltensforschung hat des weiteren nachgewiesen, daß es bei einigen Vogel- und Säugetierarten sogar Paarungen, also Kopulationen gibt, deren Ziel nicht in der Fortpflanzung, sondern im sozial-kommunikativen Bereich, im Lernen von Jungtieren und wiederum in der Festigung von Beziehungen innerhalb der Gruppe liegt. So hat Neumann (1989) z. B. bei Lachmöwen häufige Kopulationen noch nach der Eiablage, vereinzelt sogar nach dem Schlüpfen der Jungen beobachtet. Schaller (1976) berichtet z. B. von Paarungen trächtiger Löwinnen oder von Muttertieren mit kleineren Jungen, die sich paarten, und folgert aus seinen Beobachtungen, daß 80% der Kopulationen bei Löwen nicht zur Trächtigkeit führen. Häufig fordern auch Primatenweibchen außerhalb der Brunstzeit zu solchen Kopulationen auf und paaren sich mit jungen oder rangniedrigen Männchen, die dabei keinen Samen ausstoßen.

Damit soll nicht behauptet werden, daß Befunde aus dem Tierreich einfach auf den Menschen übertragen werden können. Das wäre ein unzulässiger Kurzschluß. Der springende Punkt ist vielmehr, daß es bereits im vormenschlichen Bereich eine Entwicklung gibt, die auch dort, wo Sexualität instinktgesteuert in erster Linie der Fortpflanzung dient, neue Aufgaben entstehen läßt. Mit anderen Worten: Zur Zeit der Entwicklung jener Primatenlinie, aus der schließlich der Mensch hervorgehen sollte (vor etwa 15 bis 5 Millionen Jahren), hatte die Sexualität bereits zwei verschiedene Aufgaben oder Möglichkeiten, nämlich Fortpflanzung (sexuell-reproduktive Funktion) und soziale Bindung (sexuell-kommunikative Funktion). Diese Entwicklungsrichtung wird weiter verdeutlicht durch das Verschwinden von Brunstzeiten beim Menschen. Im Tierreich ist Paarungsverhalten bekanntlich weitgehend an Empfängnisbereitschaft gekoppelt und diese je nach Art auch nach den Jahreszeiten ausgerichtet. Eine zwingende Steuerung durch Hormone sorgt dafür, daß sexuelles Interesse und die Bereitschaft, sich zu paaren, dann erwachen, wenn beim Weibchen befruchtungsfähige Eier vorhanden sind, also während der Brunstzeit (Östrus), und daß dies auch für die Männchen erkennbar ist. So wird zu erreichen versucht, daß Sexualität tatsächlich und erfolgreich der Fortpflanzung dient. Als Beispiel hierfür führt Neumann (1989) etwa das Sexualverhalten der Huftiere an: Bei nur einem Eisprung im Jahr, mit dem die Samenbildung der Männchen synchronisiert ist, z. B. beim Hirsch, führt ein sehr hoher Prozentsatz der Begattungen, die ausschließlich auf diese Zeit der Brunft beschränkt sind, zur Befruchtung. Über den Orgasmus der Weibchen ist bei diesen Tieren nicht viel bekannt; die Brutpflegezeit ist kurz. Von diesem Prinzip gibt es, wie angeführt, bei Vögeln und Säugern Ausnahmen, es wird besonders deutlich bei den Primaten durchbrochen oder relativiert, deren Sexualverhalten offenbar deutlich weniger von Hormonspiegeln abhängig ist als das von niederen Säugetieren (Ford / Beach 1968).

Beim Menschen sind jahreszeitliche Einflüsse auf die Fortpflanzung nur noch in sehr großen Statistiken von Geburtenmaxima und -minima zu erahnen (Jongbloet 1975), im Einzelfall jedoch nicht mehr feststellbar. Dasselbe gilt für die Frage nach jahreszeitlichen Veränderungen der Samenbildung (Mortimer 1983). Ebensowenig läßt sich statistisch während des Zyklus eine stärkere sexuelle Erregbarkeit oder erhöhtes sexuelles Interesse im Sinne von Brunstverhalten um die Zeit des Eisprungs nachweisen (Bancroft 1985; Döring 1988). Weniger als 1 % der Geschlechtsakte sind Fortpflanzungsakte. Menschliche Sexualität ist vom Zwang der Hormone weitestgehend befreit. Die Orgasmusfähigkeit ist bei beiden Geschlechtern sehr ausgeprägt, bei der Frau auch während der Schwangerschaft und nach dem Erlöschen der Fortpflanzungsfähigkeit. Sexuelles Interesse und sexuelle Anziehung sind grundsätzlich immer gegeben, unabhängig von der Möglichkeit zu zeugen. Ob dieses Interesse tatsächlich aktiviert wird, hängt von ganz anderen Faktoren und Umständen ab als von der biologisch gegebenen Befruchtbarkeit. Dabei gleichen die Hormonkurven der Frau während des Zyklus im Prinzip denen von höheren Säugetier- oder Primatenweibchen. Trotz dieser hormonellen Ähnlichkeit gibt es jedoch beim Menschen weder ein statistisches Maximum sexueller Aktivität um die Zeit des Eisprungs, noch sind die fruchtbaren Zeiten der Frau (ohne weiteres) von außen erkennbar, haben also keine Signalfunktion mehr, während bei der Schimpansin noch ein deutliches Paarungsmaximum um den an der Brunstschwellung von außen erkennbaren Zeitpunkt des Eisprunges zu beobachten ist (Ford/Beach 1968).

Fortpflanzung als scheinbar einziger oder hauptsächlicher Zweck der Sexualität tritt also im Laufe der Evolution zum Menschen hin immer mehr zurück, sozial-kommunikative Aufgaben der Sexualität im Sinne neuer Funktionen gewinnen zusätzlich an Bedeutung. Das Wegfallen von Brunstzeiten beim Menschen wurde auch als »Übersexualisierung« interpretiert. Es führt zu einer beständig ansprechbaren und funktionsbereiten Sexualität sowohl im allgemeinen Sinn der ständigen und nicht nur, wie im Tierreich, zeitweiligen gegenseitigen Anziehung (Attraktivität) der Geschlechter, als auch im engeren Sinn der jederzeit vorhandenen genitalen Paarungsbereitschaft und -fähigkeit. Dadurch sollten jene dauerhaften und stabilen Paarbeziehungen mit ermöglicht und mit gefestigt werden, die wegen der vergleichsweise langen Hilflosigkeit der Menschen-Kinder und deren Angewiesenheit auf kontinuierliche elterliche Fürsorge sowohl im biologischen als vor allem auch im geistigen und kulturellen Bereich ihrer Entwicklung für das Überleben der Art notwendig waren. Die durch Kinderpflege und Nahrungsbeschaffung beanspruchte Frau braucht Mithilfe und Schutz von seiten des Mannes, »den sie daher lange Zeit emotionell an sich binden muß« (Eibl-Eibesfeld 1970).

Dieser typisch menschliche Unterschied zwischen sexueller Reaktions- und Fortpflanzungsfähigkeit wird auch aus der Art der Geschlechtsentwicklung und -reifung deutlich: Die sexuelle Reaktionsfähigkeit als gleichzeitige Voraussetzung von sexueller Kommunikation und Fortpflanzung entwickelt sich kontinuierlich von der Zeugung an und bleibt mehr oder weniger uneingeschränkt lebenslang erhalten. Schon ab der 17. Schwangerschaftswoche konnten bei Knaben im Ultraschallbild Erektionen beobachtet werden. Sie erfolgten bereits im selben 90-Minuten-Rhythmus wie die späteren nächtlichen Versteifungen des Gliedes beim Erwachsenen (Calderone 1985). Dementsprechend fanden sich Erektionen bei der Geburt schon vor dem Abnabeln, und die entsprechende Reaktion beim weiblichen Geschlecht, das Feuchtwerden der Scheide, konnte ebenfalls bereits bei neugeborenen Mädchen nachgewiesen werden (Masters/Johnson 1977). Dagegen beginnt die Fortpflanzungsfähigkeit mit Samenbildung und Eireifung erst in der Pubertät und endet bei der Frau (und damit auch für das Paar) wiederum nach drei bis vier Jahrzehnten.

Hier handelt es sich um zwei verschiedene, wenn auch miteinander verbundene Aufgaben oder Systeme: eines, welches lebenslang, und eines, welches zeitlich begrenzt zur Verfügung steht. Hätten sie beide nur ein und dieselbe Aufgabe, warum entwickeln sie sich und funktionieren sie getrennt? So wird man doch der vorhandenen Funktionsfähigkeit Bedeutung beimessen können: z. B. der sexuellen Reaktionsbereitschaft der Frau vor und nach der Zeit der Fruchtbarkeit, im einzelnen Zyklus wie im gesamten Leben. Oder eben der ständigen gegenseitigen Anziehung der Geschlechter, unabhängig von der Chance zur Fortpflanzung. Für die Wissenschaft sind solche Fragen nur mehr rhetorisch, die Antworten eindeutig.

Kommunikationsfunktion der Sexualität

Der Mensch ist zu jeder Zeit seines Lebens ein sexuelles, aber – vom gemeinsam alt werdenden Paar her gesehen – nur zu bestimmten Zeiten ein fortpflanzungsfähiges Wesen. Er verhält sich diesbezüglich grundsätzlich wie andere Säugetiere, sofern sie alt genug werden. Aber auch beim Menschen ist das tatsächliche Erreichen des Menopause-Alters erst jüngst zur Regel geworden (Symons 1979). Er kann also seine Sexualität lebenslang als Mittel der Kommunikation, als Körpersprache (Loewit 1975, 1978), aber nur zeitweise als Mittel zur Fortpflanzung einsetzen. Nun unterscheidet er sich jedoch gerade im kommunikativen Bereich fundamental vom Tier: »Der auffälligste kognitive Neuerwerb, den der Mensch für sich beanspruchen kann, ist die Erfindung der sprachlichen Kommunikation« (Bischof 1989), während er im Fortpflanzungsbereich einschließlich der sexuellen Reaktionen die meisten Funktionsprinzipien und -abläufe mehr oder weniger ausgeprägt mit seinen tierischen Vorfahren gemeinsam hat und teilt. Der Grad seiner Bewußtheit, seine Fähigkeit, eine Wortsprache zu entwickeln und begrifflich-abstrakt zu denken, insgesamt eben seine Kulturfähigkeit einschließlich Ethik und Religiosität heben ihn in besonderer Weise von den übrigen Lebewesen ab. Nur der Mensch besitzt sowohl eine Zeichen- als auch eine Wortsprache und verfügt damit über einmalige Kommunikationsmöglichkeiten.

Deswegen wird auch die im Tierreich bereits vorhandene soziale Funktion der Sexualität beim Menschen in besonderer Weise zur kommunikativen. Man könnte auch sagen, die Kommunikationsfunktion seiner Sexualität ist das eigentlich Menschliche, der eigentliche Unterschied zwischen menschlicher und tierischer Sexualität (Loewit 1981). Diese und weitere Erkenntnisse über die Entwicklung bzw. »Natur« der Sexualität – wie z. B. das Wissen um die grundsätzlich bisexuelle Anlage der Geschlechtsorgane, einschließlich der Sexualzentren im Gehirn, und damit trotz eindeutiger Geschlechtsidentität des einzelnen als Mann oder Frau die Relativierung von Männlichkeit und Weiblichkeit als polarer Gegensätze – sind zum Teil seit mehr als 30, zum Teil erst seit wenigen Jahren bekannt und offenbar noch keineswegs Allgemeingut. Noch weniger sind sie konsequent durchdacht und in die gefühlsmäßigen Haltungen, Einstellungen und Überzeugungen eingegangen. Deswegen scheint es wichtig, diese Befunde gerade in einer Zeit allgemeiner Rückbesinnung auf die Natur und ein natürliches Leben einschließlich eines natürlichen Verhältnisses zur Sexualität zu wiederholen und in Erinnerung zu rufen, um nicht neuerlich einem Trugbild von Natur zu folgen, welches uns der Menschlichkeit nicht näherbringt.

Schon diese wenigen Beispiele geben weitere Denkanstöße: Das mangelhafte Wissen im sexuellen Bereich und ebenso die Relativität und Vorläufigkeit wissenschaftlicher »Wahrheiten« lassen vermuten, daß wir im Laufe unserer Entwicklung häufiger »derzeitigen Anschauungen« als endgültigen oder unumstößlichen Naturgesetzen begegnet sind und uns nach ihnen ausgerichtet haben. Wie gesagt, betont F. Cohn (1974) die Wichtigkeit dieses Unterschiedes zwischen für richtig gehaltenen Anschauungen bzw. Einstellungen und vermeintlich fundamentalen Wahrheiten, weil »Ungehorsam« gegenüber letzteren mehr Schuldgefühle und Ängste auslöst als eine Revision von Anschauungen, deren Zeitbedingtheit einleuchtet. Selbst Anschauungen, die uns in Fleisch und Blut übergegangen sind, könnten auf falschen Voraussetzungen beruhen. Vieles, was heute für richtig gehalten wird, kann sich morgen als falsch oder doch wenigstens als unvollständig erweisen. Was unter bestimmten äußeren Bedingungen und Umständen sinnvoll war, kann unter geänderten Umständen seinen Sinn verloren haben. Aber auch scheinbar Überholtes kann sich nachträglich als richtig erweisen. Mit anderen Worten, menschliche Freiheit bedingt viel Unsicherheit. Das bedeutet, auch »eherne Grundsätze« und vermeintliche »Wahrheiten« immer wieder überprüfen zu müssen, in Frage zu stellen, wenn nötig zu verändern oder aufzugeben oder auch bestätigt zu erhalten und sich damit erst wirklich zu eigen zu machen.

Damit ist nun keineswegs gesagt, daß alles beliebig oder belanglos wäre, daß es keine inneren Gesetzmäßigkeiten, keine logischen Konsequenzen und voraussehbaren Folgen gäbe oder daß man ihnen entgehen könnte, indem man sie leugnet. Es heißt aber, daß man nirgendwo nachlesen kann, was im Einzelfall richtig ist, sondern sich um die Erkenntnis des Richtigen jeweils bemühen muß, gezwungen ist, ständig unterwegs zu bleiben, als einzelner und in seinen Beziehungen. Dieser Umstand kann mit Recht verunsichern, gefährlich erscheinen, Angst machen. Dagegen wird nach vermeintlicher Sicherheit gesucht: bei strengen Regeln, starren Prinzipien, endgültigen Erkenntnissen. Aber Starrheit bedeutet nicht Stärke, sowenig wie Flexibilität Schwäche. Und Unsicherheit hat auch ihr Gutes. Sie kann Erstarrung und Stehenbleiben vorbeugen, Entwicklungsprozesse fördern, wirklichkeitsfremde Vereinfachungen entlarven und die Vielschichtigkeit der Realität bewußtmachen, neue Möglichkeiten eröffnen, wo es auf dem bisherigen Weg nicht weitergeht. Sie berechtigt vor allem, nach neuen Wegen zu suchen und Fragen zu stellen, weil dadurch nicht ewige Gesetze mißachtet, sondern gängige Anschauungen auf der Suche nach dem konkret Richtigen befragt werden. Ähnlich dem Verlust der Instinktsicherheit kann auch diese Relativierung entlasten, Mut machen und Freiheit bringen, worauf nochmals im einzelnen einzugehen sein wird.

Mut und Freiheit können mithelfen und sind vonnöten, um die einem ganzheitlichen Verständnis der menschlichen Natur entsprechende Kulturarbeit im Bereich der Sexualität zu leisten. Kultivieren heißt pflegen, behüten, entfalten, verfeinern, verschönern, angefangen von der Art, über Sexualität zu denken und zu reden, über den beruflichen und privaten Umgang miteinander bis in den Intimbereich. Erotische Kultur sollte nicht länger das Privileg einer kleinen Schicht, sondern die logische Folge eines gewandelten Verständnisses der menschlichen Natur und der menschlichen Sexualität sein. Dieses Verständnis ist sich des Unterschiedes zwischen dem Natürlichen im Sinne biologischer Funktionen, im Sinne des spontan und von selbst Kommenden und menschlicher Natur im Sinne des bewußten und verantworteten Umganges mit diesem Natürlichen bewußt: Reiz-Reflex-Reaktionen, automatisches Ansprechen auf sexuelle Schlüsselreize und Signale sind noch nicht das eigentlich Menschliche (auch wenn sie durchaus »menschlich« sind), sie bleiben »jenseits von Gut und Böse«. Der Mensch teilt solche Reaktions- und Verhaltensweisen mit anderen Lebewesen.

Wie es im Tierreich z. B. einen »Coolidge Effekt«, das erneute Erwachen sexuellen Interesses von Säugetiermännchen bei Auftauchen einer neuen Partnerin (Symons 1979), gibt oder ein »Kindchen-Schema« (Lorenz 1963) als sogenannten angeborenen Auslösemechanismus zum Vorteil und Schutz der Jungen oder sexuelle Signale und Auslöser zur Weckung des Interesses und zur Förderung des Zusammenfindens der Geschlechtspartner, so spricht auch der Mensch automatisch auf neue Reize, kindliche oder sexuelle Merkmale an. Die Rundungen und Proportionen von Gesicht und Gliedmaßen des Säuglings und Kleinkindes lösen wohlwollende Beschützerinstinkte, Gefühle von herzig, lieb, sympathisch aus, ohne daß diese Zusammenhänge bewußt werden. Davon können auch Erwachsene profitieren, bei denen sich Merkmale des Kindchenschemas erhalten haben, was in der Regel mehr bei Frauen als bei Männern anzutreffen ist. In ähnlich »automatischer« Weise aktivieren die Umrisse und Merkmale des »Mann-Frau-Schemas« sexuelles Interesse und Verlangen. Diese Merkmale sind auf seiten des Mannes breite Schultern, ein vorgewölbter Brustkorb, schmale Hüften und eckige, kantige Konturen sowie die durch die Kleidung sich abbildenden Formen von Glied und Hoden; auf seiten der Frau weiche, abgerundete Konturen, schmale Schultern, Brüste, ein etwas vorgewölbter Bauch, breite, durch die Taille abgesetzte Hüften, betont gerundete Schenkel und Gesäßbacken, verbunden mit entsprechenden Haltungs- und Bewegungsmerkmalen bzw. hervorgehoben und unterstützt durch Kleidung und Mode. Sie können zu sexuellen Reaktionen wie gesteigerter Durchblutung der Geschlechtsorgane führen (Morris 1978, 1986; Eibl-Eibesfeld 1986).

Ähnlich wie im Tierreich dienen solche Mechanismen auch beim Menschen primär der Hemmung von Angriffs- und Fluchttendenzen, der Verminderung von Angst voreinander und damit der Ermöglichung von Nähe und Kontakt. Sie sind zunächst einfach Zeichen normaler Ansprechbarkeit und Reaktionsfähigkeit. Erst was aus ihnen gemacht wird, wie mit ihnen umgegangen wird, begründet menschliches Verhalten und menschliche Verantwortung. Wie viele halten sich nicht nur für ihre Reflexe, sondern sogar für ihre Träume verantwortlich und verwechseln automatische Reaktionen mit Absicht, das Ansprechen auf sexuelle Signale mit Verderbtheit, spontane Gedanken und Phantasien mit deren Ausführung, weil sie so gelehrt wurden. Anstatt die spezifisch menschliche Fähigkeit des »Probehandelns« in der Phantasie (Uexküll 1990) auch im sexuellen Bereich bewußt zur Situationsklärung einzusetzen, um durch »Ausphantasieren« wieder mehr Bezug zur Wirklichkeit und zu realitätsgerechtem, verantwortlichem Handeln zu gewinnen, meinen immer noch viele, sexuelle Phantasien meiden oder verdrängen zu müssen. In Wirklichkeit wurde durch solche Erziehung weniger der notwendigen Kultivierung gedient als vielmehr der Neurotisierung dieses Bereiches, wenn es zudem unter pseudochristlichem Vorzeichen geschah, der Entwicklung »ekklesiogener Neurosen« Vorschub geleistet (vgl. Schubart 1941; Ringel 1986; Leist 1972; Schaetzing 1977; Thomas 1979, 1989).

Neue Einstellung

Aus der Einsicht in die verschiedenen Funktionen menschlicher Sexualität müßte auch eine neue Einstellung sowohl gegenüber dem Sinn von Sexualität in Beziehungen als auch gegenüber den Fragen von Empfängnisregelung und Empfängnisverhütung bzw., korrekter, Befruchtungsverhütung erwachsen. Ein solches Umdenken müßte statt des Konsumgedankens (sexuelle Lust als eine Art Konsumgut) den der Kommunikation (Lust und Freude an der körperlich-sexuellen Zwiesprache und ihren Mitteilungen) in den Vordergrund stellen und sich der tragenden Funktion der kommunikativen Aufgabe der Sexualität bewußt werden. Auf Dauer kann nur der kommunikative Sinn die Lust erhalten und bewahren. Das haben in einem allgemeinen Sinn Masters und Johnson (1977) so formuliert: »Sexuelle Betätigung, die diese Werte ignoriert, wird zu einem sinnlosen Leerlauf, und dies führt häufig zu einem Nachlassen des sexuellen Interesses oder zu Funktionsstörungen. Schließlich reduziert jede sinnlose Handlung den Sinngehalt des Lebens, und sinnloser Sex bildet keine Ausnahme.« Als problematisch bräuchte also nicht die Anwendung wirksamer Befruchtungs-Verhütungsmethoden zu gelten, die sich nur vermeintlich gegen einen Naturzweck richten. Probleme entstehen dort, wo Sexualität ohne Kommunikation oder entgegen ihrer Kommunikationsfunktion gelebt wird. Da es dafür noch keine lange Tradition gibt, im Gegenteil sogar in dieser Haltung bestärkende Klischees oder resignierendes Sich-abfinden, bleibt das Gewissen in diesen Fällen meist stumm. Vor allem die Verwechslung von Empfängnisverhütung mit Tötung des Keimes bzw. Abtreibung müßte beim heutigen Wissensstand endgültig der Vergangenheit angehören. Der Homunkulus sollte niemandem mehr Sorgen bereiten, seit man weiß, daß durch die Verhinderung des Zusammentreffens von Ei- und Samenzellen in kein neues Leben eingegriffen wird. Umgekehrt darf bei nach der Befruchtung ansetzenden Methoden nicht mehr von Verhütungsmitteln gesprochen werden.

Vom heutigen naturwissenschaftlichen Verständnis der sexuellen Reaktion und des Fortpflanzungsgeschehens her müßten auch starke Impulse für die Gleichwertigkeit der Geschlechter, für ihre Andersartigkeit im Sinne der Spezialisierung, aber Gleichrangigkeit im Sinne ursprünglich gemeinsamer Anlagen und gleich wichtiger Beiträge bzw. Aufgaben ausgehen. Von den naturwissenschaftlichen Kenntnissen her – und nur denen spüren wir hier nach – wären erstmalig in der Geschichte die Grundlagen für ein partnerschaftliches Verständnis zwischen den Geschlechtern gegeben, wäre statt Frauen- oder Männerherrschaft, Matriarchat oder Patriarchat, Partnerschaft zwischen Frau und Mann die logische Folgerung.

Als weitere Konsequenz aus dem Wissen um die ursprünglich bisexuelle Anlage des Menschen dürften auch Männlichkeit und Weiblichkeit nicht als sich ausschließende, polare Gegensätze verstanden werden, die entsprechende Rollen bedingen. Statt von gegengeschlechtlich würde man besser von andersgeschlechtlich sprechen. Die echte Polarität beschränkt sich auf die biologischen Fortpflanzungsfunktionen: Nur der Mann kann Samen spenden und befruchten, nur die Frau kann befruchtet werden und gebären. Alles übrige ist nicht ausschließlich, sondern mehr oder weniger geschlechtstypisch. Spätestens die beiden Weltkriege haben gezeigt, daß Frauen so gut wie jede männliche Rolle übernehmen und auch unter schwierigsten Bedingungen »ihren Mann stellen« können. Auf der anderen Seite werden im Sinne eingewurzelter Rollenklischees für »typisch weiblich« gehaltene Attribute wie Gefühlsbetontheit, Weichheit, Einfühlungsvermögen, soziales Engagement, Anlehnungsbedürfnis, Häuslichkeit, Kinderliebe und so fort inzwischen auch dem Mann wenigstens grundsätzlich zugebilligt. Vor diesem Hintergrund müßten Männer um ihre weiblichen und Frauen um ihre männlichen Anteile wissen und diese leichter bejahen können. Die Befreiung des Weiblichen im Mann und des Männlichen in der Frau müßte eine Chance mehr bekommen und die breite Basis des gemeinsam Menschlichen bewußter werden. Damit wäre gleichzeitig ein wesentlicher Schritt in Richtung einer menschengerechten, nicht primär ideologisch verstandenen, »sexuellen Befreiung« (Sombart 1987) getan. Auch die schwierige, vielschichtige und wissenschaftlich noch keineswegs verstandene Frage der Homosexualität, auf die hier nicht näher eingegangen werden soll, müßte zumindest aus dem Bereich des Abartigen, Widernatürlichen und Unverständlichen herausgelöst und auch von der natürlicherweise vorgegebenen bisexuellen Anlage und damit prinzipiell auch bisexuellen Verhaltensmöglichkeit des Menschen her verstanden werden. Ebenso müßte die Kommunikationsfunktion der Sexualität auch in diesen Bereich bewußt integriert werden.

Schließlich wird es auf den folgenden Seiten immer wieder darum gehen, Folgerungen aus der psychosomatischen Einheit des Menschen und der leiblich-geistigen Art seiner Sexualität zu ziehen. Vor allem soll ihrer kommunikativen Funktion in der Bedeutung einer konkreten Körpersprache nachgespürt werden. Allerdings kann verstandesmäßiger Wissenserwerb nicht unmittelbar eingefleischte Sichtweisen, Haltungen und Gefühle verändern, sowenig wie Erkenntnis schon das entsprechende Verhalten bewirkt. Aber Wissen und Erkenntnis sind unerläßliche Voraussetzungen, erste Schritte in die gewünschte Richtung. Es wird je nach Ausgangslage unterschiedlich lange dauern, bis das Gefühl dem Verstand wieder nachgekommen sein wird, bis irrationale Einstellungen geändert werden können. Vielleicht kann aber auch der Verstand das Gefühl bestätigen und intuitiv als richtig Erkanntes und Praktiziertes rational begründen und damit wiederum zu mehr Sicherheit und Freiheit beitragen.

Auf der Suche nach dem verlorenen Paradies?

Zu einem besseren Verständnis menschlicher Geschlechtlichkeit kann nicht nur das Wissen um ihre stammesgeschichtliche Entwicklung und Bedeutung beitragen, auch Theorien über ihre Entfaltung beim einzelnen können die Sicht erweitern. Von der zweigeschlechtlichen Anlage im körperlichen Bereich war schon die Rede. Ebenso von den natürlichen sexuellen Funktionsabläufen, die sich wie andere Körperfunktionen auch im Mutterleib entwickeln und bei der Geburt bereits funktionsfähig sind, z. B. die Fähigkeit zur Erektion beim Knaben und zur Lubrikation, dem Feuchtwerden der Scheide, beim Mädchen. Ebenso sind alle physiologischen Voraussetzungen der Orgasmusfähigkeit schon beim Säugling vorhanden. Auch die Ausführung von Beckenbewegungen beim Koitus braucht im Prinzip nicht gelernt zu werden, sondern »kommt von selbst«. Auf diese »angeborenen« Komponenten der Sexualität beziehen sich Masters und Johnson (1977), wenn sie von der Sexualität als einer natürlichen Funktion sprechen, die nicht gelernt werden muß: »... so natürlich wie das Atmen, so universal wie das Essen.« Was allerdings gelernt werden muß, ist der Umgang mit diesen zunächst erst im biologisch-körperlichen, noch nicht im ganzheitlich menschlichen Sinn »natürlichen« Funktionen. Sexualverhalten ist daher in sämtlichen Kulturen Gegenstand intensiven Lernens und Lehrens, wenn auch die konkret vermittelten Inhalte sehr unterschiedlich sind. Daher kann auch im folgenden nur von unserer westlichen Kultur und technischen Zivilisation bzw. den unter ihren Bedingungen aufgewachsenen Kindern gesprochen werden.

Wenn somit den individuellen Anfängen menschlicher Sexualität nachgespürt wird, um sowohl mehr Verständnis für die Art der kindlichen als auch der Erwachsenen-Sexualität zu gewinnen, so braucht es, wie bereits erwähnt, zuerst ein umfassendes Verständnis von Sinnlichkeit.

Angesichts des üblicherweise verengten Begriffsinhaltes ist es gut, sich daran zu erinnern, daß Sinnlichkeit sich zunächst auf alles Sinnenhafte bezieht und daß alle menschlichen Erfahrungen und Erkenntnisse primär über die Sinne kommen, daß nur die Sinnesorgane uns mit der Welt verbinden. Dabei vermitteln sie kein objektives Bild der Welt, sondern ein sehr subjektiv gefärbtes, eine Wahrnehmungsauswahl, eine persönliche Bearbeitung der Wirklichkeit, wie sie eben jeder auf seine Weise wahrzunehmen gelernt hat, wie sie ihm vertraut ist, vielleicht auch, wie er sie braucht oder vertragen kann. Das bezieht sich nicht nur auf den physikalischen Bereich, wo nur bestimmte Schwingungsfrequenzen gehört oder gewisse Wellenlängen des Lichtes gesehen werden können oder wo nur ein kleiner Bruchteil aller tatsächlich ins Gehirn gelangenden Wahrnehmungen bewußt, d. h. nicht vorher ausgefiltert werden. Es betrifft auch nicht nur die Fähigkeit des Gehirns, mit diesen Daten umzugehen, z. B. einen auf der buckligen Netzhaut eines sich ständig bewegenden Auges auf dem Kopf stehend und verkleinert abgebildeten Gegenstand in ein aufrecht und stillstehend wahrgenommenes Bild mit geraden Konturen und glatten Flächen zu übersetzen. In der Wahrnehmung verändert dieses Bild seine Größe und Proportion, auch wenn wir uns von ihm entfernen oder uns ihm nähern, nicht in dem Maß, in dem sich seine Abbildung auf der Netzhaut verändert und so fort (Enke 1971).

Diese Subjektivität der Wahrnehmung gilt auch in sehr individueller Weise für alles, was einer spontan übersieht oder besonders hervorhebt, interpretiert und mit Bedeutung versieht, was er aus seiner persönlichen Erfahrung und Lerngeschichte für richtig, zutreffend und wahr hält, und für die Gefühle, die mit bestimmten Wahrnehmungen verbunden sind. So hat jeder auf andere Weise wahrzunehmen gelernt, hat jeder tatsächlich seine für ihn typische Sichtweise, seine »Welt-Anschauung«, und lebt in seiner subjektiven Welt, in der Hülle seiner individuellen Wirklichkeit, wie es die Psychosomatik ausdrückt (Uexküll 1990). Wenn aber Wahrnehmung und Erleben subjektiv erlernt sind, so sind sie auch umlernbar, korrigier- und veränderbar. Für das Verständnis der Sexualität heißt das, daß es auch sexuelle Weltanschauungen gibt, daß auch sexuelles Erleben auf gelernten Sichtweisen beruht, daß das »mit der Muttermilch Aufgenommene« und daher »in Fleisch und Blut übergegangene« sogenannte Normale, Selbstverständliche und Richtige zunächst auf seine subjektive Lerngeschichte zu befragen, zu relativieren und nicht absolut zu setzen ist, wie es schon von der nur relativen Zuverlässigkeit naturwissenschaftlich begründeter Maßstäbe her zu fordern war. Positiv gesprochen: Die Wirklichkeit ist immer vielschichtiger und vielseitiger als unsere jeweilige Erkenntnis. Es lohnt sich, allzu einfache Erklärungen, allzu vordergründige Schlußfolgerungen, allzu endgültige Feststellungen kritisch zu betrachten, nach neuen Gesichtspunkten zu suchen, durch die Brille des anderen sehen zu wollen. Vielleicht entdeckt man eine neue Sichtweise oder Gemeinsamkeiten oder auch die lebensgeschichtliche Bedingtheit von Gegensätzen, die verstehen läßt, wie der andere zu seiner Weltanschauung gekommen ist. All dies ist im Bereich der stark tabuisierten, gefühlsbesetzten und alle Lebensbereiche betreffenden, also brisanten, d. h. mit Sprengkraft geladenen Sexualität und hier nochmals in der Auseinandersetzung mit dem eigenen Partner oder mit den eigenen Kindern ganz besonders wichtig. Sonst besteht Gefahr, daß die Sinnesorgane bzw. gelernte und nie hinterfragte Sichtweisen den Zugang zur Welt eher versperren als vermitteln.

Was bedeuten diese Überlegungen konkret für die eigene Auffassung von Sinnlichkeit? Man könnte sich z. B. fragen: Mit welchen Gefühlen sind Begriffe wie Sinneslust und Sinnesfreude verbunden, und wie könnte es dazu gekommen sein? Gibt es gefühlsmäßige Unterschiede in der Bewertung, in der Reaktion des Gewissens, im Gefühl, sich beherrschen zu müssen, oder in der ungehemmten Freude, sich dem Genuß hinzugeben, wenn dieser im Anhören eines Konzertes, im Genießen eines Festessens, im Erleben eines zärtlichen Beisammenseins oder in der Sinneslust eines Geschlechtsverkehrs besteht? Sind die Freuden, die uns die Sinne vermitteln können, anders zu beurteilen, wenn diese Sinne im Dienste der Sexualität stehen? Oder gelingt es, alle Sinne gleichberechtigt wie verschiedene Instrumente in einem Orchester auch zu diesem Thema zusammenklingen zu lassen?

Aber selbst wenn Sinnlichkeit in ihrer weiten und positiven Bedeutung und im Zusammenhang mit der Suche nach und dem Entdecken von Lebenssinn durch unsere Sinne gesehen wird, ist nochmals an die psychosomatische Einheit des Menschen zu erinnern. Sie macht auch seine Sinnlichkeit zu einer leiblich-geistigen, zu einem Geschehen und Erleben auf zwei Ebenen. Wo das Wissen um diese leib-geistige Einheit allen menschlichen Erlebens verlorengegangen oder zumindest zurückgedrängt ist, muß es wiederum bewußt ins Blickfeld kommen: Alle »Begriffe« kommen ja ursprünglich von Begreifen, vom Angreifen, Anfassen in der konkret sinnlichen Bedeutung. Was oft nur noch auf der geistigen, eben der begrifflichen Ebene verstanden wird, hat seinen Ursprung im sinnlichen Bereich, im gewählten Beispiel in einer Erfahrung des Tastsinnes, eines von Anfang an für unsere Erfahrung entscheidend wichtigen Sinnesorganes. Ein Mensch mit einem hochentwickelten Tast- oder Spürsinn, ein diesbezüglich Scharfsinniger und gleichzeitig Angriffiger, wird also mehr begreifen als ein Stumpfsinniger, ein Feinsinniger mehr wahrnehmen als einer, der seine Sinne nicht verfeinert.

So legt Sinnlichkeit, die alle Sinne und ihre allmähliche Entfaltung umfaßt, auch den Grund oder liefert die Bausteine für die spätere Sexualität. Je mehr jemand seine Sinne entwickelt, d. h. wieder kultiviert, je »sinnlicher« er auf allen Gebieten wird, desto mehr kann dies auch seiner Sexualität im weiten und im genitalen Sinn zugute kommen. Oder anders formuliert: Was als kindliche Sexualität bezeichnet wird, ist zunächst noch keineswegs auf die Geschlechtsorgane konzentriert, sondern entwickelt erst die Elemente der später auch genitalen Sexualität. Sinnliche Wahrnehmungen wie Tasten, Spüren, Hören, Sehen, Riechen, Schmecken bzw. die Ausübung von Körperfunktionen wie Saugen, Lutschen, Greifen, Stehen, Laufen, Töne hervorbringen, Ausscheiden und Ausscheidungen willentlich beherrschen können und so fort sind von Anfang an mit Lust verbunden und können Befriedigung verschaffen. Gleichzeitig bauen solche Lustquellen als sogenannte Teiltriebe die spätere Erwachsenensexualität auf. S. Freud (1905) hat daher die auf einer bestimmten Entwicklungsstufe im Vordergrund stehenden Körperfunktionen oder Lusterlebnisse als die dem Kind gemäße Form von Sexualität, von Triebbefriedigung und Lustgewinn bezeichnet.

Mit Sexualität haben die frühen kindlichen Lern- und Lebenserfahrungen auch insofern zu tun, als es in der Funktionseinheit des sich wechselseitig beeinflussenden Mutter- bzw. Eltern-Kind-Verhaltens und -Erlebens bereits geschlechtsbezogene Unterschiede gibt. In diesem Sinne meint kindliche Sexualität, daß jeder Mensch von Anfang an ein sexuelles Wesen und seine Entwicklung immer auch eine sexuelle ist. Diese Feststellung klingt heute absolut selbstverständlich, und doch war der Begriff einer kindlichen Sexualität bis um die Jahrhundertwende unbekannt. Die »unschuldigen Kinder« wurden als asexuelle Wesen betrachtet, Sexualität begann mit der Geschlechtsreife. Die Lehren Freuds wurden als unerhörter Anschlag, als Beleidigung und Verderbtheit empfunden.

Um die Mißverständnisse, die der Begriff damals auslöste und teilweise immer noch hervorruft, zu vermeiden, muß auch heute noch darauf hingewiesen werden, daß diese »Sexualität« des Kindes zunächst etwas ganz anderes ist, als die meisten Erwachsenen, die sich an ihre eigene frühe sexuelle Entwicklung meist nicht mehr erinnern können, in Gedanken damit verbinden. Dies gilt um so mehr, je mehr der Begriff Sexualität auf Geschlechtsorgane oder Geschlechtsverkehr eingeengt und gleichzeitig mit abwertenden Tabus und Schuldgefühlen belastet worden ist.

Hier geht es noch um eine ganzheitliche Erlebnisweise, bei der nicht zwischen Geist und Körper, oben und unten unterschieden wird; um eine »Sexualität«, die ihre Natürlichkeit und Un-Schuld noch nicht wirklich oder vermeintlich verloren hat; um ungehemmte Ursprünglichkeit der Triebbefriedigung, die mit fortschreitender Entwicklung und Kultivierung nicht mehr oder nur mehr teilweise möglich sein wird. In diesem Sinne erlebt ein ungehemmt gierig saugender, genüßlich an der Brust schmatzender Säugling als hemmungsloser Genießer auch Sexualität. Seine Triebunruhe wird gestillt und von einer satten, lächelnden Zufriedenheit abgelöst. Seine Lust ist zu dieser Zeit jedoch noch keine Lust der Geschlechtsorgane, sondern eine Lust des Mundes, der Haut als Kontaktorgan, des Geschmacks- und Geruchssinnes, des Hörens und des Sehens. In der späteren genitalen Erwachsenensexualität wird die hier gelernte und erfahrene Lustfähigkeit eine große Rolle spielen als Basis der Kontakt- und Beziehungsfähigkeit an sich, als Grundlage für Vertrauen in die Welt, für einen grundsätzlichen Optimismus auch sich selbst gegenüber, also als Fundament eines gesunden Selbstvertrauens und Selbstwertgefühls, in Summe als Fundament einer gesunden Persönlichkeitsentwicklung im allgemeinen und im sexuellen Bereich, wie die tiefenpsychologisch orientierte Entwicklungspsychologie lehrt (Ellhardt 1971; Brenner 1976; Erikson 1976; Thomas 1979; Borneman 1981).

Ganz konkret wird hier der Grund gelegt zu der späteren Feinfühligkeit, der Fähigkeit zur Zärtlichkeit, der Einstellung zu körperlicher Nähe, der Freude am Berühren und Berührtwerden, am Anblick und Geruch des Liebespartners, am Kuß, an Liebkosungen mit dem Mund usw., die sich später als wichtige Teilkomponenten in den Dienst der genitalen Sexualität stellen sollen. In der Realität des Alltagslebens verläuft bekanntlich keine Entwicklung nur in gewünschter oder idealer Weise. Sie verläuft aber auch nicht nach einem Entweder-Oder-Muster, sondern vereinigt Günstiges und weniger Günstiges oder Ungünstiges in sich. Es werden nicht nur die wünschenswerten Entwicklungsziele erreicht, sondern es treten auch entsprechende Mängel und Störungen auf.

Am Beispiel dieser frühen Triebbefriedigung an der Mutterbrust läßt sich noch etwas anderes ersehen: Nicht nur das Lusterleben erfolgt ganzheitlich, unbelastet und ursprünglich, es gibt auch noch keine Diffamierung der Triebhaftigkeit, es gibt noch keine unedlen oder schlechten Triebe. Was immer so ein herziges Baby zu seiner Triebbefriedigung unternimmt, wird akzeptiert, toleriert und verstanden. Das soll nicht heißen, daß diese paradiesische Unschuld in der Weise von damals je wieder erreichbar wäre. Wie oft das verlorene Paradies auch besungen wird, es bleibt verschlossen.

Es kann hilfreich sein, sich diese Unschuld des Anfangs, die Annahme der Triebhaftigkeit sogar als Lebensnotwendigkeit, Zeichen guter Gesundheit, Voraussetzung von Wachsen und Gedeihen wieder bewußtzumachen und dabei von Anfang an auch an die Sexualität und ihre Teiltriebe zu denken. Allerdings kommt noch etwas sehr Wesentliches mit ins Spiel. Das verlorene Paradies, von dem die Dichter singen und dessen Existenz uns die Psychologen bestätigen, kommt nicht primär – um beim Beispiel des Stillens zu bleiben – durch die Menge der Muttermilch oder ihren Kaloriengehalt, auch nicht primär durch die Stärke und Dauer des Hautkontaktes an sich oder die Summe der vom Ohr aufgenommenen Schallwellen zustande. Zum Paradies wird es erst, wenn die entsprechende zwischenmenschliche Beziehung, die Mutterliebe, dabei ist oder, anders ausgedrückt, wenn alles Geschehen und Erleben nicht nur in einem physiologisch-physikalischen, sondern in einem ganzheitlich menschlichen Sinn erfahrbar wird. Dabei hat alles Biologische und Körperliche – wie bereits gesagt wurde – eine psychische und emotionale Entsprechung. Es wird zu einem leiblich-geistig ganzheitlichen Vorgang innerhalb des Einzelwesens und innerhalb der Zweierbeziehung. Es ist also zugleich körperliches Geschehen und gefühlsmäßiges Erleben beim einzelnen und Kommunikation in der Beziehung und kann wenigstens momenthaft vollkommenes Glückserleben vermitteln.

Die unbewußte »Erinnerung« an dieses verlorene Paradies, das zu kurz gedauert hat, »um alle Bedürfnisse erfüllt zu bekommen, aber nicht kurz genug, um Erinnerungen und damit Sehnsüchte vergessen zu können«, wie Ingrid Angermann (1985) formuliert, nährt bei jeder neuen Liebesbeziehung die Hoffnung, doch noch einmal dorthin zurückkehren zu dürfen. Nur wer das Paradies kennt, kann sich danach sehnen. So hat Sinnlichkeit und Streben nach Lust und später genitale Sexualität immer auch mit dieser Sehnsucht nach dem erlebten oder nur erahnten, jedenfalls vergangenen Paradies einer wenigstens momenthaft, »augen-blick-haft« total erfüllenden mitmenschlichen Beziehung und Einheit zu tun.

Allerdings »erbt« jede spätere Beziehung und ebenso die Erwachsenensexualität auch die zwiespältigen, bedrohlichen Seiten dieses nachträglich idealisierten Paradieses. Vor Liebe »erdrücken« oder »auffressen« können sind Redewendungen, die an die lebensbedrohlichen, überwältigenden, zerstörerischen Seiten erinnern. Der Grat zwischen in Liebe drücken und erdrücken kann schmal sein, die mütterliche Brust, etwas fester ins Gesicht gedrückt, lebensbedrohlich werden. Auch die Erfahrung des totalen Angewiesen- und Ausgeliefertseins und die Urangst vor dem Verlassenwerden hinterlassen ihre Spuren.

Die verlernte Zweisprachigkeit

Diese frühesten Lebenserfahrungen nach der Geburt können also als Anfang von Sinnlichkeit, nämlich als erste Kontakte mit der Welt durch die Sinne betrachtet werden; durch die damit verbundene Lusterfahrung und Triebbefriedigung auch als Anfang von »Sexualität« im weitesten Sinne des Wortes. Sie sind der Anfang ganzheitlicher sinnenhafter und wiederum so verstanden auch sexueller Kommunikation in Beziehungen. Es ist immer die gleiche Wirklichkeit, das gleiche ganzheitliche Erleben, es wird nur künstlich in verschiedene Bereiche aufgetrennt, und diese werden für sich betrachtet: Sinnlichkeit, Sexualität, Beziehung, Kommunikation, obwohl sie für sich allein gar nicht existieren und nicht voneinander getrennt werden können. Damit sind wir wiederum bei der Verbindung von Sexualität und Kommunikation angelangt, die uns bereits als entwicklungsgeschichtliche Tendenz und in besonderer Weise beim Menschen als Kommunikationsfunktion der Sexualität begegnet ist.

Das Besondere dieser frühen Kommunikation liegt also in ihrer Ganzheitlichkeit. Die körperliche und die geistige Ebene sind (noch) nicht getrennt, die wortlose Körpersprache übermittelt über die Sinneserfahrung auch Inhalte, die erst zu »Begriffen« werden müssen. René Spitz (1965/85), der bekannte und bahnbrechende Kinderarzt, spricht von den »Gestaltsignalen von Körperhaltung und Verhalten« als Träger und Übermittler der Botschaft. Später, mit dem Erlernen der Wortsprache und der Fähigkeit zu abstraktem Denken, werden diese ganzheitlichen Gestaltsignale des Anfangs von Buchstaben und Wortfolgen (semantischen Signalen) abgelöst, die zunehmend begrifflich, d. h. auf der rein geistigen Ebene verstanden werden, bis schließlich die Bedeutung von Körperhaltung und Verhalten allmählich in Vergessenheit gerät und nicht mehr bewußt wahrgenommen wird.

Dies gilt ganz besonders im Bereich der sexuellen Körpersprache. An die Stelle vollblütigen, leiblichen Erlebens tritt der blasse Gedanke, das Theoretisieren in abstrakten geistigen Begriffen, die sich von ihren fleischlich-sinnenhaften Wurzeln gelöst und entfernt haben. Um beim Säugling an der Mutterbrust zu bleiben: Die ganz konkrete physische Ausgangserfahrung der Tastempfindung eines festen, aber nicht zu festen, Sicherheit gebenden und doch Freiheit lassenden Griffs der Mutter, des Spürens von Wärme, Weichheit, glatter Haut, begleitet von Geruchseindrücken, einer Woge des Duftes, des Hörens einer bereits vertrauten Stimme, des Ansehens und Anschauens eines Angesichtes, des Schmeckens süßer, warmer Milch usw. vermittelt »unsagbar« eindrucksvoller den entsprechenden Inhalt von Angenommensein oder Geborgenheit, von Nähe, süßer Erfüllung, zarter intimer Gemeinsamkeit als die späteren Buchstabenfolgen, die dann als Worte und begrifflich auf der geistigen Ebene verstanden zum »entleibten«, leiblosen Träger der Botschaft werden.

»Zuneigung« kann dann vielerlei bedeuten, aber meist nicht mehr das ursprüngliche Gestaltsignal des tatsächlichen und konkreten sich einander Zuneigens mit dem ganzen Körper oder nur mit dem Kopf, dem Gesicht, dem Ohr. »Verlangen« ist zum »Begriff« geworden, mit dem nicht sofort die langenden Arme und greifenden Hände des ersten Verlangens mitgedacht werden, der »Augen-Blick« und die »Zugehörigkeit« müssen erst wieder mit der ursprünglichen Sinneserfahrung des Sehens und Hörens in Beziehung gebracht werden, um nur anzudeuten, was uns die Sprache über die Wurzeln unserer Begriffe oder über die Inhalte unserer Körpersprache sagen möchte.

Diese körpersprachlich vermittelten Inhalte sind freilich nicht nur positiver, angenehmer und erwünschter Natur. Beziehungen sind auch zwiespältig und die Zeichensprache des Körpers vieldeutig. Gestaltsignale sind daher mißverständlich. Nicht das Zeichen an sich bestimmt den Inhalt, sondern die Art, wie das Zeichen gesetzt wird, und die hängt wiederum von der Art der Beziehung ab oder gibt Auskunft über die Qualität dieser Beziehung. Um die Botschaften körpersprachlicher Kommunikation zu verstehen, richtig zu übersetzen, ist zusätzliche Information über die Gesamtsituation der Beziehung erforderlich. Nur dann kann entschieden werden, ob etwa ein Kuß als Mund-zu-Mund-Fütterung (was er ursprünglich vermutlich war), als mütterliche Zärtlichkeit, als nichtssagende konventionelle Grußform oder als intimes Zeichen der Zuneigung, des Abschiednehmens oder der Wiedersehensfreude, als Vorstufe zum

Geschlechtsverkehr oder als ritualisierte Form der Verehrung und Anbetung zu verstehen ist. Alles das kann durch ein Zeichen zum Ausdruck gebracht werden, dessen körpersprachliche Elemente auf der physischen Ebene Gestaltsignale, wie z. B. die Nähe des anderen suchen, sich ihm zuneigen, seine Wärme spüren, ihn berühren und ertasten, schmecken, riechen, sich ihm öffnen usw. enthalten können. Begrifflich ausgedrückt geht es um Nähe, Zuneigung, Wärme, Berührung, Kontakt, Erkennen, Geschmack finden, jemanden riechen, schmecken können, um Offenheit, Eingehen, Austausch usw. Zumindest könnte es darum gehen, wenn man sich die Elemente des Zeichens bewußtmachen und ihnen diese positive Bedeutung geben wollte.

In dieser frühen Zeit der körpersprachlichen Kommunikation des Kindes mit seiner Umwelt wird also nicht nur Sich-Mitteilen an sich gelernt, sondern werden auch die entsprechenden Gestaltsignale im Sinne der psychosomatischen Natur des Menschen ganzheitlich mit Bedeutung und begleitenden Gefühlsqualitäten versehen. Es wird gelernt, ob und wieviel körperliche Nähe angenehm, beruhigend, entängstigend, Sicherheit und Geborgenheit gebend oder unangenehm, beunruhigend, ängstigend, schmerzend und bedrohlich ist, wobei sich die Qualitäten mischen, mit verschiedenen Personen verbinden und so zu Grunderfahrungen werden können.

Das alles scheint unmittelbar nichts mit Sexualität im landläufigen Sinn zu tun zu haben, und doch werden in den Erfahrungen der frühen Kindheit die Fundamente der Erwachsenensexualität gelegt, so daß etwa Michael Balint (1965) von den Urformen der Liebe – gemeint ist die früheste Mutter- bzw. Vater-Kind-Beziehung – als dem Kern und der Basis der Erwachsenenintimität sprechen oder Ashley Montagu (1987) die sexuelle Verbindung »in mancher Hinsicht als eine Reproduktion der zärtlichen Liebe zwischen Mutter und Kind« bezeichnen konnte.

Diese Zusammenhänge sollen anhand einiger möglicher Auswirkungen frühkindlicher Erfahrungen kurz illustriert bzw. wiederholt werden, ohne im Detail eine Entwicklungspsychologie der Sexualität zu versuchen. Aus praktischer Erfahrung scheint zunächst eine Vorbemerkung angebracht: Wenn es im psychischen Bereich um ursächliche Zusammenhänge, um Auswirkungen und Folgeerscheinungen geht, so darf das nicht in einem mechanisch-zwangsläufigen

Sinn verstanden werden. Es geht also nicht jeweils um eine Ursache, die geradlinig in eine Richtung eine klar umrissene Wirkung hervorbringt (lineare Monokausalität), sondern immer um ein Netzwerk sich gegenseitig beeinflussender Bedingungen mit vielen möglichen Ursachen und vielen möglichen Wirkungen. Es geht um ein kreisförmiges oder vernetztes Geschehen. Dementsprechend lassen sich auch Folgeerscheinungen nur grundsätzlich, zunächst hypothetisch und nicht mit Sicherheit und im einzelnen voraussagen. Positiv gesehen: Es herrscht kein unerbittlicher Zwang, kein Schicksal, dem man nicht entrinnen kann, wohl aber eine innere Folgerichtigkeit, die zu Zwängen führen kann, wenn sie nicht in ihren Zusammenhängen erkannt und begriffen und damit erst veränderbar wird.

Zunächst müßte man an die Entwicklung der Lustfähigkeit schon während der Schwangerschaft erinnern: Daumenlutschen, saugen, Fruchtwasser trinken, sich räkeln, greifen usw. (Klaus 1988) werden offensichtlich schon intrauterin als lustvoll erlebt und stellen im weiten Sinn autoerotisches Verhalten dar, welches zum Teil auch später beibehalten wird. Auf die Bedeutung der ersten nachgeburtlichen Erfahrungen wurde bereits hingewiesen. Hier werden entscheidende Teilbereiche der späteren Erwachsenensexualität geformt, wie z. B. das Bedürfnis nach und die Freude an Hautkontakt, Zärtlichkeit, Nähe und Wärme, am Kuß, der Riechen, Schmecken, Lutschen, Saugen als »orale« Elemente umfaßt. Es geht um das »Urvertrauen« (Erikson 1976) zur Welt und zu sich selbst und seinen Fähigkeiten (Potenzen) als Grundlage von Selbstwertgefühl, Beziehungsfähigkeit und Beziehungsfreudigkeit, aber auch um das Aushalten von Unlust und Unsicherheit (Frustrationstoleranz), um das Wartenkönnen, ohne zu verzagen, um tiefsitzende Ängste vor dem Verlust des Liebespartners oder seiner Zuneigung und so fort. Es geht um die Sehnsucht nach »Nestwärme«, nach Einheit und Verschmelzung und gleichzeitig um die Angst, sich dabei zu verlieren bzw. vernascht, ausgesaugt, mit Haut und Haaren »aufgefressen« zu werden. Zahlreiche Schwierigkeiten und Störungen der Erwachsenensexualität können hier ihre lebensgeschichtlichen Wurzeln haben.

Als nächstes ist die Bedeutung der Sauberkeitserziehung und der Bewältigung des kindlichen Trotzalters zu erwähnen: Zeitpunkt sowie die Art und Weise des Töpfchen-Trainings können auf den Geschlechtsbereich zurückwirken und auch die Sexualität beeinflussen, da für das Kind eine Abgrenzung von Ausscheidungs- und Geschlechtsfunktionen oder -organen nicht möglich ist. So kann neben der Entstehung von Leistungsdruck, der Erfahrung, sich Liebe verdienen und erkaufen zu müssen oder zu können, auch der Einsatz der Sexualität als Machtmittel, zur »Erpressung«, Besitzergreifung, als Mittel, Schmerz zuzufügen, oder als Werkzeug zerstörerischer Aggression hier wurzeln. Ebenso auch Zweifel am eigenen Können und die Scham über vermeintliches oder wirkliches Versagen. Es können Ekel, Abscheu und Hemmungen, aber auch die »Wertschätzung«, die dem »Allerwertesten« und seiner Funktion entgegengebracht wird, vom Ausscheidungs- in den Sexualbereich überspringen, und ebenso kann die verhängnisvolle Gleichsetzung von sauber und rein mit gut und liebenswert hier ihren Ursprung haben. Sie kann zum Kristallisationspunkt eines schlechten Gewissens werden. Auf diese Weise kommt dann auch die Sexualität in den Geruch des Unsauberen, Niedrigen, Animalischen und wird späterhin »Reinheit« primär als Triebverzicht und Selbstbeherrschung im Sinne von Enthaltsamkeit verstanden, weil auch die sinnvollste Trieberfüllung noch etwas Schmutziges an sich hat. Der Akzent kann sich vom sozial-kommunikativen, vom verbindenden Aspekt genitaler Sexualität in Richtung des isolierten, rein privaten, verborgenen, heimlichen Geschehens verlagern, das der Ausscheidungsvorgang in unserer Kultur darstellt. Hier kann also ursprüngliche Natürlichkeit und Unschuld nicht nur unmittelbar im Ausscheidungsbereich, sondern auch für die Sexualität verlorengehen. Dies gilt besonders auch für die Reaktionen der Erwachsenen auf kindliche Neugier-Spiele im Genital- und Anal-Bereich. Damit sind einige Schwerpunkte aus dieser (analen) Entwicklungsphase angedeutet, die einerseits an der Gestaltung, der Erlebnisfülle und dem Formenreichtum späterer Sexualität wesentlich mitbeteiligt sind, andererseits zu Problemen bis hin zu sexuellen Funktionsstörungen oder abartigem Verhalten führen können.

Es wäre des weiteren auf die große Bedeutung der Art und Weise hinzuweisen, wie Eltern oder Miterzieher mit der kindlichen »Sexualforschung« (Borneman 1981) umgehen: mit der Entdeckung des eigenen Körpers und der Geschlechtsorgane als besonderer

Lustquelle vom Säuglingsalter an, mit dem stolzen Herzeigen des nackten Körpers oder erigierten kindlichen Penis, mit der Neugier auf die eigenen Geschlechtsorgane und die anderer, mit dem Untersuchen des anderen Geschlechtes, mit Koitus-Spielen schon im Kindergartenalter usw. Schätzen die Erwachsenen durch unangebrachte Assoziationen von Selbstbefriedigung, Exhibitionismus (Zeigelust), Voyeurismus (Schaulust), Schamlosigkeit und Unzucht die Situation aus dem eigenen Blickwinkel falsch ein? Verstärken sie dadurch eigene Ängste, die zu Überreaktionen der Erziehenden führen können, welche der Situation nicht angemessen, für das Kind unverständlich, jedoch folgenschwer sind? Dadurch könnte wieder ein Stück Unschuld zerstört, Selbstwertgefühl und Selbstsicherheit untergraben und Ängstlichkeit, Schüchternheit und Schuldgefühl verstärkt werden. Das Ziel müßte sein, durch behutsame Lenkung soviel »Un-Schuld« wie möglich zu erhalten und doch einen Entwicklungs- und Kulturfortschritt zu fördern.

Nicht zuletzt wäre auf die große Bedeutung hinzuweisen, die den Eltern (bzw. entsprechenden Bezugspersonen) als ersten Liebespartnern für die Entstehung des grundlegenden Bildes vom anderen Geschlecht, für die Übernahme der eigenen Geschlechtsidentität und -rolle sowie für die spätere sexuelle Erlebnisfähigkeit, Partnerwahl und Eheführung zukommt. So fand sich z. B. eine eindeutige Korrelation zwischen der Rolle des Vaters bzw. dem Verhältnis der Tochter zum Vater in der Kindheit und der späteren Orgasmusfähigkeit als Frau (Fischer 1973). »Mama, wenn ich groß bin, werde ich dich heiraten« oder »Wenn der Papa nicht mehr käme, hättest du ja mich«, »Papa, wenn die Mama etwas Böses täte, müßte sie ins Gefängnis, dann wären wir zwei ganz allein« oder »Mama, geh du weg, der Papa gehört mir« sind Aussprüche, die einiges von den kindlichen Phantasien in der Zeit dieser großen ersten »Liebe« erahnen lassen. In (nicht ganz glücklicher) Anlehnung an die griechische Sage vom König Ödipus, der tragischerweise und unwissend seinen Vater erschlug und seine Mutter heiratete, wird diese Zeit zwischen etwa dem dritten und fünften Lebensjahr seit Freud als ödipale Phase bezeichnet (vgl. Bischof 1989). Für den guten Ausgang dieser »ödipalen« Rivalitäts- oder Dreieckssituation ist notwendig, daß Mutter und Vater auch liebenswert sind und sich ernsthaft dieser Liebe stellen, ohne verführerisch das Unmögliche und Verbotene

(Inzesttabu) als erreichbar erscheinen zu lassen, indem der kleine Sohn oder die Tochter zum Partnerersatz und Vertrauten gemacht wird. Es ist aber ebenso notwendig, daß sie behutsam, liebevoll, und ohne das Selbstwertgefühl des Kindes zu zerstören, dieses an die »tragische« Realität der Unerfüllbarkeit dieser Liebe heranführen: »Du kannst mich nicht heiraten, ich bin schon mit dem Papa, der Mama verheiratet, aber wenn du einmal groß bist, wirst du dir deine eigene Frau, deinen eigenen Mann suchen.« Eltern müssen zu dieser Zeit auch Verständnis für allerlei Ängste und Schuldgefühle aufbringen, wie sie aus den widersprüchlichen und zum Teil »verbotenen« Gefühlen des Kindes resultieren können. Schließlich soll sich der junge Mensch in der Adoleszenz vom Elternhaus lösen, frei sein für Partner, die nicht mehr dem Bild von Vater und Mutter entsprechen müssen, und zudem durch die Aussöhnung und Identifikation mit dem früheren Rivalen zu seiner eigenen Geschlechtsidentität finden. So sah, zumindest in unserer Kultur, das Bild einer »normalen« Entwicklung aus. Es bleibt abzuwarten, wie sich veränderte Familienformen, veränderte Rollenverteilung innerhalb der Familie, Verunsicherung der Eltern über Erziehungsstile, die hohen Scheidungsraten usw. auf diesen wichtigen Bereich der Reifung auswirken werden. Borneman (1981) weist jedenfalls auf ernstzunehmende Gefahren hin, wenn er schreibt: »Der Ödipuskomplex, an dem so viele Kinder vergangener Jahrzehnte gescheitert sind, entwickelt sich gar nicht erst, weil die Beziehungen zwischen Eltern und Kindern von Anfang an so schwach sind, daß sie weder Liebe noch Haß, sondern nur noch Gleichgültigkeit erzeugen können.« Als Folge sieht er Entwicklungsstörungen des »Ich«, das »von Anfang an zu labil ist, um die Last zwischenmenschlicher Beziehungen zu tragen«. Tatsächlich sind Bindungsschwäche und Bindungsunfähigkeit auffallende, wenn auch auf vielfältige Ursachen zurückzuführende Phänomene unserer Zeit. Auch aus der Sicht der Ehe- und Sexualberatung erweist sich immer wieder, daß Art und Ausgang dieser ersten Verliebtheit des kleinen Mädchens in ihren Vater und des Sohnes in seine Mutter, die zu Recht als »Probe-Ehe« bezeichnet wurde, entscheidende Weichen für das spätere Leben stellen und der Schlüssel zum Verständnis von Schwierigkeiten mit Partnerwahl, Partnerschaft und Sexualität sein können.

Grundbedarf und Grundbedürfnisse

Die ersten kindlichen Erfahrungen können aber auch unter einem weiteren Gesichtspunkt, nämlich dem menschlicher Grundbedürfnisse, betrachtet werden. Es gibt bekanntlich bereits im Tierreich (Dröscher 1982) und erst recht beim Menschen grundlegende und lebensnotwendige Voraussetzungen und Erfordernisse für Wachstum und Gedeihen auf der biologischen und gleichzeitig und ebenso unverzichtbar auf der psychosozialen Ebene. Muttermilch und Mutterliebe könnten beispielhaft die beiden Ebenen verdeutlichen. Einerseits geht es um die nötige Kalorien-, Stoff- und Flüssigkeitszufuhr, andererseits um die »affektive Zufuhr«, wie René Spitz (1985) die gefühlsmäßige Zuwendung der Mutter bezeichnete. Beides kommt im umfassenden Begriff des Stillens zum Ausdruck und gilt in entsprechendem Sinn natürlich auch für Vater, Geschwister usw. Ähnlich ist es mit der lebensnotwendigen Wärme: Sie bedeutet die richtige Körper- und Umgebungstemperatur in Graden, aber gleichzeitig auch die »Wärme« der zwischenmenschlichen Beziehung, die fürs Überleben im physischen und psychischen Sinn genauso wichtig ist. Die mit der Säuglingspflege verbundenen Hand-lungen vermitteln nicht nur im physikalischen Sinne Berührungs- und Tastempfindungen, sondern gleichzeitig Kontakterlebnisse, die mit Angenommensein und Geborgenheit zu tun haben, vielleicht als Fortsetzung des schon vorgeburtlich erfahrenen schutzgebenden Kontaktes mit der Gebärmutterwand.

Da die physischen Grunderfordernisse eines Kindes meist bewußt sind und ihnen deswegen die entsprechende Aufmerksamkeit geschenkt wird, soll im folgenden von den psychosozialen, also den gefühls- und beziehungsmäßigen Grundbedürfnissen die Rede sein. Gemäß der von Maslow (1968) postulierten Bedürfnispyramide drängen zunächst die physischen Bedürfnisse auf Befriedigung. Sodann erwachen höhere, nach Sicherheit, Liebe und Zugehörigkeit, nach Selbstverwirklichung und schließlich Transzendenz. An dieser Stelle, bei der Befassung mit den Wurzeln dieser Grundbedürfnisse, geht es darum, ihre von Anfang an psychosomatische Natur zu betonen: Auch Nahrungszufuhr, äußerer Schutz usw. werden ganzheitlich im körperlichen und im psychosozialen Sinn erfahren. Die Trennung in basale physische und danach höhere Bedürfnisse ist in psychosomatischem (biopsychosozialem) Denken nicht zielführend. In diesen Grundbedingungen menschlicher Existenz – Klaus (1988) weist auf die überraschende Ähnlichkeit des Mienenspiels von Neugeborenen in allen Kulturen hin – liegen über Rassen- und Kulturgrenzen hinausreichende und verbindende Gemeinsamkeiten vor, urmenschliche Daseinsbedingungen und damit auch Möglichkeiten der Begegnung und des Verstehens, weil eben letztlich alle von denselben Grundbedürfnissen abhängen. Sehr rasch werden diese dann im Detail kulturell ausgeformt und beeinflußt.

In erster Linie geht es um Annahme im doppelten Sinn des Annehmens bzw. Angenommenwerdens. Das beginnt biologisch mit dem Zustandekommen einer Schwangerschaft, der Einnistung der befruchteten Eizelle in die Gebärmutter als der Annahme und Tolerierung eines »Fremd-Körpers« durch Ausschaltung der üblichen immunologischen Abwehr oder Abstoßungsreaktionen, und mit der Gewährung von Entwicklungsmöglichkeiten und -voraussetzungen bis zur Geburt. Es betrifft aber ebenso die psychische Annahme der Schwangerschaft bzw. der heranwachsenden Leibesfrucht (Fetus) durch die Mutter, was wiederum mit deren Beziehung zum Mann und Vater zusammenhängt, und die Einnistung des neuen Lebens in den »Mutterschoß der Familie«. Es gilt heute als gesichert, daß biologische und psychologische Ebene eng miteinander verbunden sind, zusammenhängen und sich gegenseitig beeinflussen. Auch unmittelbar bei der Geburt geschieht als erstes wiederum Aufnahme und Annahme, der Zu-Wendung vorausgeht, die mit Zu-Neigung, mit Halt und Geborgenheit verbunden ist, jedenfalls auf der physischen, normaler- und idealerweise auch auf der psychisch-emotionalen Ebene. Ähnlich wie dies bei Prägungserlebnissen geschieht, formen diese ersten Kontakte die spätere Mutter- bzw. Eltern-Kind-Beziehung wesentlich mit (Klaus 1976, 1988).

Mit dieser vor- und nachgeburtlichen Annahme entsteht und festigt sich jeweils Beziehung, Austausch, Kommunikation; physisch zunächst über den sich entwickelnden und mit dem mütterlichen kommunizierenden Blutkreislauf, später auch über Sinneseindrücke wie Lage-, Bewegungs- oder Druckempfindungen und Gehörswahrnehmungen; nach der Geburt physisch und psychisch über die gesamte körpersprachliche und sinnenhafte Kommunikation, die wiederum kreisförmig ist, d. h., Mutter und Kind beeinflussen sich gegenseitig in einer Art Kommunikationskreislauf. Ohne dieses Angenommensein gibt es weder physisch noch psychisch eine normale Weiterentwicklung. In der Alltagsrealität kommt es darauf an, ein ausreichendes Maß an Annahme zu erfahren, eine erträgliche Mischung aus bewußter oder unbewußter Annahme und Ablehnung. Dabei hängt das Ergebnis nicht nur von den objektiven Gegebenheiten und den Umständen in der Familie, sondern auch von den Bedürfnissen und vor allem den subjektiven Vorstellungen und Phantasien des Kindes ab.

Neben diesem ersten, vorwiegend über den Tastsinn und das Hautorgan erfahrenen Bedürfnisbündel um Annahme, verbunden mit Zuneigung, Nähe, Wärme, Hautkontakt, Zärtlichkeit, Halt, Geborgenheit und Sicherheit, könnte man – im Sinne der erwähnten nur theoretischen Aufsplitterung des in Wirklichkeit einheitlichen Erlebens – eine weitere Gruppe um das Thema »Ansehen« nennen. Hier steht der Gesichtssinn im Vordergrund, der Blickkontakt, das über die Augen Ineinander-Eindringen und Ineinander-Versinken, wenigstens für Augen-Blicke, das Anschauen, aus dem sowohl das vertraute Angesicht wie auch Ansehen und Respekt (vom Lateinischen respicere = ansehen, den Blick erwidern) resultieren. Es geht also um Geltung, um eine Fortsetzung oder Ausformung der ersten Annahme als Bejahung, Anerkennung, Bewunderung, die das Gefühl vermitteln, etwas wert zu sein. Was zuerst rein passiv-abhängig erlebt wird, bekommt bald aktive Impulse von seiten des Kindes. Gehalten werden und selbst festhalten, von sich aus Kontakt suchen, bewundern und bewundert werden wollen, anschauen und herzeigen bedingen sich gegenseitig.

Man könnte als weitere Sinneserfahrung das schon Monate vor der Geburt funktionierende Gehör anführen: Neugeborene kennen und bevorzugen die Stimme ihrer Mutter (Klaus 1988). Mit dem Erkennen der bereits vertrauten Stimme der Mutter bzw. später auch der des Vaters unter fremden Stimmen hängt der Begriff der »Zugehörigkeit« zusammen, die Notwendigkeit, eben nicht allein und verlassen, sondern seinen Eltern, in weiterer Folge seiner Familie, Gruppe, Kultur, Nation anzugehören. Die klare Beantwortbarkeit der Frage »Wem gehörst du?« bedeutet zu ihrer Zeit im Idealfall Sicherheit und Selbstwertgefühl.

Die Entwicklung vom Gehören zum Angehören, die Individuation, das Eigen- und Selbständig-Werden bzw. Eigenständig-sein-Lassen, wird entscheidend für das Verständnis von Partnerschaft werden. Ob der Partner mir gehört oder zu mir gehört, wird einen großen Unterschied machen.

Somit kann eine Reihe grundlegender Bedürfnisse und Ursehnsüchte auf die Notwendigkeit zurückgeführt werden, jeweils passiv und aktiv in Beziehung zu leben, angenommen zu sein und anzunehmen, dabei bejaht zu werden, Zugehörigkeit und Geltung und daraus Selbstwert und Sicherheit zu erfahren. Ohne diese Voraussetzungen ist die Entwicklung eines ausreichend gefestigten Ichs nicht oder nur bedingt möglich. In unserer Kultur kommt der Individuation, der Selbstverwirklichung als Einzelperson, große Bedeutung zu, in anderen Kulturen stellt die Gemeinschaft und Gemeinschaftsfähigkeit das vorrangige Ziel dar. Sobald es um die konkreten Ausformungen der Bedürfnisse geht, kann daher nur mehr von der betreffenden Kultur, in unserem Fall von der abendländischen, gesprochen werden. Bedeutung und Stellenwert dieser Grundbedürfnisse kann jedermann leicht bei sich selbst feststellen und bestätigen, wenn er sich fragt, was für ihn in seiner Lebenssituation besonders notwendig, besonders wünschenswert ist oder wäre, was dem Leben Sinn und Fülle gibt. Es wird, wiederum je nach der eigenen Lebensgeschichte entsprechend modifiziert, eine Reihe weiterer Inhalte auftauchen, die mit den bereits genannten und untereinander zusammenhängen, sich bedingen, Mittel zum Zweck oder Ergebnisse darstellen, wie z.B. Offenheit, Ehrlichkeit, Vertrauen, Verläßlichkeit, Treue, Toleranz, Verständnis, Freiheit, Zuhören, Gespräch, Zeit haben, Humor, Spiel und Spaß usw. Solche und ähnliche »Haupt-Wörter« oder, wie es ein Seminarteilnehmer formulierte, »Leckereien« bzw. die ausreichende Erfüllung ihrer Anliegen bestimmen wesentlich die jeweilige Lebensqualität auf der letztlich entscheidenden Ebene der zwischenmenschlichen Beziehungen. Damit bestimmen sie auch wesentlich das Maß an psychosomatischer Gesundheit und Lebensfreude.

Es versteht sich somit von selbst, daß diese Bedürfnisse in allen Beziehungen von der ersten Mutter-Kind-Beziehung über familiäre, freundschaftliche, berufliche, religiöse Beziehungen bis hin zum Verhältnis zwischen Mensch und Gott vorhanden sind, daß sie den Kern dessen ausmachen, was wir partnerschaftliches Verhalten nennen, daß sie aber nicht in jeder Art Partnerschaft oder Beziehung gleicherweise zum Tragen kommen oder gleich intensiv erfüllt werden können. In den hier im Vordergrund stehenden intensiven Zweier- bzw. Liebesbeziehungen spielen sie naturgemäß eine besonders große Rolle. Man könnte diese Grundbedürfnisse also auch erfragen, indem man nach den Wünschen an den Partner oder nach den wesentlichen Inhalten oder Voraussetzungen von Freundschaft, Liebe und Ehe fragt. Umgekehrt könnte man die schon fast zu Tode strapazierte »Leer-Form Liebe« wieder mit Inhalt füllen, wenn man Liebe mit der Sorge um, mit der Antwort auf und damit Verantwortung für die Lebens-Not-wendenden Grundbedürfnisse der Partner in Beziehung bringt, die sich der einzelne nur zum geringsten Teil und nicht in derselben Weise erfüllen kann, wie es die Partner gegenseitig vermögen, sofern sie es miteinander gut meinen. Da hier von Grundbedürfnissen ausgegangen wird, die sich notwendig auf das Positive und Erstrebenswerte richten, handelt es sich nicht um eine Verkennung oder utopische Idealisierung der Realität, wenn bisher nur von positiven Inhalten die Rede war, obwohl die Wirklichkeit, wie jeder weiß und am eigenen Leibe erfährt, oft ganz anders aussieht. Man braucht also nur an den Mangel oder an das Fehlen, den Eintritt des Gegenteils der genannten Grundbedürfnisse zu denken, um sich mitten im Alltag und seiner Zwiespältigkeit wiederzufinden. Gerade dabei ist es aber wichtig, zu seinen grundlegenden, lebensnotwendigen Bedürfnissen zu stehen, sie immer wieder zur Sprache zu bringen und immer wieder ihre Erfüllung zu versuchen, statt vorschnell zu resignieren und aufzugeben, unter welcher scheinbar vernünftigen Begründung auch immer. Resignation stellt keine Lösung dar, denn diese Grundbedürfnisse sind im Prinzip lebenslang unverzichtbar, wenn sich auch Schwerpunkte verschieben. Sie hängen auch nicht primär von Geschlecht, sozialem Status oder Religionszugehörigkeit ab und stellen daher allgemeinmenschliche und geschlechtsunabhängige Notwendigkeiten und damit auch Begegnungsmöglichkeiten dar, wie dies im Grunde schon bezüglich verschiedener Rassen und Kulturen festgestellt wurde. Aber auch hier ergeben sich über die prinzipielle Gleichheit der menschlichen Existenzbedingungen und Grundbedürfnisse hinaus in ihrer praktischen Umsetzung bedeutungsvolle Einflüsse von Geschlecht, sozialer Schicht, Bildung, Beruf, Religion, Lebensgeschichte usw.

Gerade die Geschlechtsunterschiede im sexuellen Erleben, die andersartigen Kommunikationsformen und Sprechweisen von »Frauen« und »Männern« (als statistische Werte verstanden) können den grundsätzlich gleichen Wunsch sehr unterschiedlich aussehen lassen. So bestätigt sich in vielen Untersuchungen, daß die gefühlsmäßige Beteiligung, das Annehmen des Partners, die persönliche Bindung und darüber hinaus die konkrete Gesamtatmosphäre für Frauen durchschnittlich eine (noch) größere Rolle als Voraussetzung beglückender geschlechtlicher Begegnung spielt als für Männer. Für diese ist im statistischen Durchschnitt ein gewisser eher konstanter Triebdruck und das Ansprechen auf den weiblichen Sex-Appeal von vergleichsweise größerer Bedeutung (Schnabl 1972, 1975). Dabei geht es durchaus beiden Geschlechtern um Beziehung und Ausdruck, aber Frauen gaben zum Beispiel in einer Untersuchung unter Studenten mehr als doppelt so häufig wie Männer »mangelnde Liebe« als Hauptgrund für die Ablehnung eines Geschlechtsverkehrs an, während Männer sich doppelt so oft wie Frauen auf sexuelle Beziehungen ohne Gefühlsbeteiligung eingelassen hatten (Carroll 1985). Nelson (1988) bringt solche Beobachtungen mit der Entwicklungsgeschichte des Mannes, mit dem Weg des Knaben zu seiner Männlichkeit in Zusammenhang: Bei der unerläßlichen Loslösung von der Mutter wurden notgedrungen »Sex« und »Intimität« getrennt. Diese fortwirkende (Neigung zur) Abspaltung der genitalen Sexualität von Gefühlen der Zärtlichkeit und Liebe gilt es als Mann zu überwinden. Für viele Frauen stellt sich die Aufgabe in umgekehrter Weise. Ein altes amerikanisches Sprichwort sagt: »Männer schenken Liebe, um Sex zu bekommen, Frauen geben Sex, um Liebe zu erhalten.« Es müssen also beide Geschlechter auf ihre Art »Sex« und »Liebe« miteinander verbinden, wenn sie sich besser verstehen wollen. Ähnlich legen Frauen im Durchschnitt größeres Gewicht auf Vor- und Nachspiel als Männer (Denney 1984) und beklagen sich eher über zu häufigen als über zu seltenen Verkehr. Im allgemeinen gelten Männer als die Experimentierfreudigeren, aber ihre Vorstellung von Abwechslung muß nicht dem entsprechen, was sich auch Frauen wünschen, um der Eintönigkeit vorzubeugen. »Männer« neigen zur Polygynie, sind eifersüchtig und suchen stärker als »Frauen« nach Abwechslung bzw. verschiedenen Partnern (Symons 1979). Im Bereich der genitalen und der nicht-genitalen Sexualität weisen auch die Begriffe von »Zärtlichkeit« und »Zärtlichkeiten« in die Richtung eines Geschlechtsunterschiedes. Mehr männlich akzentuiert: Zärtlichkeiten als Mittel zum sehr konkreten Zweck und nur so lange, bis dieser erreicht ist. Mehr weiblich betont: Zärtlichkeit als Atmosphäre, die ihre Bedeutung über vordergründige »Zwecke« hinaus bzw. davon unabhängig behält. Auch nach einer Auseinandersetzung können Männer im Geschlechtsverkehr durchaus ein Mittel der Wiederversöhnung und Streitbeilegung sehen. Für die meisten Frauen stellt dagegen primär die gegenseitige Aussöhnung die notwendige Voraussetzung für sexuelle Ansprechbarkeit und Bereitschaft dar.

Aber nicht nur im sexuellen Bereich können an sich ähnliche Bedürfnisse auf sehr verschiedenartige Weise angestrebt und erfüllt werden, auch in der verbalen Kommunikation bestehen Unterschiede sowohl in der gewünschten Gesprächshäufigkeit – Männer sind hier rascher »zufrieden« –, als auch in den bevorzugten Inhalten – etwa Sachthemen gegenüber Beziehungsthemen –, in der Art zu reden – eher knapp oder ausführlich bis weitschweifig –, in der gefühlsmäßigen Beteiligung – »vernünftig« oder »emotional« – und so fort (Fuchs 1980).

Nun geht es sicherlich nicht darum, aus solchen Gegensätzen oder Unterschieden Rollenklischees abzuleiten. Noch weniger kann der statistische Durchschnitt mit dem jeweiligen Einzelfall gleichgesetzt werden. Auch ändern sich Haltungen, Einstellungen und damit Verhalten im Laufe der Zeit. Es ist aber wichtig, über geschlechtsbetonte Akzentsetzungen Bescheid zu wissen, damit dort mit dem Partner darüber gesprochen werden kann, wo diese zu Störfaktoren in der Beziehung werden könnten. Gleichzeitig ist es wichtig, sich an die jeweils eigenen andersgeschlechtlichen Anteile und Fähigkeiten zu erinnern. Ihre Annahme und Verwirklichung bringt dem »Androgynen«, d.h. demjenigen, der jeweils Männliches und Weibliches in sich zur Entfaltung bringt (was nichts mit verfehlter Geschlechtsidentität zu tun hat), natürlich Vorteile im Zusammenleben (Eysenck 1983). Darüber hinaus ergibt sich auf die schon im vorausgegangenen Kapitel angedeutete Weise von Anfang an eine von Mensch zu Mensch verschiedene antriebs- und gefühlsmäßige »Tönung« seiner Grundbedürfnisse, im Bild der Sprache, eine verschiedene Mundart, ein eigener Dialekt oder Akzent, die aus dem Zusammenspiel von genetisch angelegter Vitalität und eigener Lernerfahrung entstehen. Um beim damaligen Beispiel zu bleiben: Jeder braucht Nähe, aber nicht jeder in gleicher Weise. Was dem einen zuwenig ist, kann für den anderen schon unerträglich zuviel sein, woraus sich ja die praktischen Schwierigkeiten und die Bedeutung des Nähe-Distanz-Problems in Beziehungen ergeben. Der Versuch, sich über seine Grundbedürfnisse, ihre Art und Rangordnung klarer zu werden und ihre Herkunftsgeschichte zu erforschen, um dann mit seinem Partner darüber sprechen zu können, wäre auch ein Weg, sich näherzukommen: sich selbst und einander gegenseitig in der Beziehung, und böte dazu eine Möglichkeit, unbefriedigende Zustände zum Besseren zu verändern.

Verstehen und Mißverstehen

Bevor nun wieder die Erwachsenensexualität und ihre kommunikative Bedeutung im eigentlich-wörtlichen Sinn zum Thema wird, sollen ein paar besonders wichtige Merkmale von Kommunikation in Erinnerung gebracht werden, wie sie etwa von Watzlawick (1969) oder von Mandel (1971 / 1989) angegeben bzw. therapeutisch eingesetzt wurden.

Kommunikation meint Austausch, Mitteilung zwischen Individuen, die auf diese Botschaften antworten und von ihnen beeinflußt werden. Sie ist daher kreisförmig, jeder beeinflußt jeden, und jeder ist zugleich Sender und Empfänger. Nach dem wirklichen Anfang eines konkreten Kommunikationszyklus zu fragen, heißt an sich nach dem Anfang des Kreises zu fragen.

Es werden grundsätzlich zwei Formen von Kommunikation unterschieden, die non-verbale und dic verbale. Auf die Evolution dieser Kommunikationsfähigkeit wurde bereits bei Besprechung der stammesgeschichtlichen Entwicklung der Sexualität hingewiesen. Im besonderen höhere Tiere und erst recht Primaten verfügen über eine ausgeprägte Mimik und Gestik sowie die Fähigkeit zur Äußerung verschiedenster Inhalte durch Laute, insgesamt über eine Körpersprache, die ihnen den Ausdruck und die Mitteilung unterschiedlichster Informationen, Gemütszustände, Gefühle und Triebregungen ermöglicht. Diese stammesgeschichtlich und beim Menschen auch von der Entwicklung des einzelnen her ursprüngliche und alte Form der non-verbalen, also körpersprachlich-zeichenhaften Kommunikation begründet den Mitteilungscharakter unseres gesamten Verhaltens.

Körpersprachliche oder analoge, eben zeichenhafte Signale bzw. Mitteilungen sind jedoch grundsätzlich mehrdeutig und mißverständlich, bedürfen daher der Abklärung. Diese kann aus der Situation möglich sein oder nur durch Zuhilfenahme der Wortsprache, der verbalen oder digitalen, begrifflichen Kommunikation. Der Mensch verfügt als einziger unter allen Lebewesen über beide Kommunikationsformen: einmal die typisch menschliche verbale im strengen Sinn, denn obwohl Versuche mit Schimpansen schon ein erstaunliches Maß an scheinbarer Abstraktions- und Begriffsbildungsfähigkeit dieser Menschenaffen gezeigt haben, können sie doch keinen spontanen Gebrauch davon machen (Fouts 1975; Bischof 1989), und dann die als alleinige Form oder als Begleiterin der Wortsprache immer vorhandene non-verbale Kommunikation. Sie übermittelt daher auch beim Menschen den größten Teil aller Botschaften und ist gerade, was Beziehungen und Gefühlsausdruck betrifft, die wesentlich aussagekräftigere, auch die weniger manipulier- und verfälschbare Kommunikationsform. Jede »Übersetzung« aus der Körper- in die Wortsprache, das Ersetzen von Gestaltsignalen durch sprachliche (semantische) Signale bzw. Begriffe (Spitz 1985), bedeutet daher einen Aussageverlust, eine Einschränkung der körpersprachlichen Mitteilungsfülle.

Durch den körpersprachlichen Mitteilungscharakter werden Verhalten und Kommunikation im non-verbalen Bereich zu austauschbaren Begriffen und erhält das Prinzip von der Unmöglichkeit, nicht zu kommunizieren, seine Grundlage: Man kann nicht »nicht kommunizieren«, weil man sich nicht »nicht verhalten« kann. Das heißt aber umgekehrt, daß es kein »nichts-sagendes« Verhalten gibt, also auch Sexualverhalten Botschaftsträger ist. Der Mensch als Geschlechtswesen steht auch in diesem Bereich in ständiger Kommunikation mit seinen Mitmenschen, kann also auch im Bereich der sexuellen Kommunikation nicht »nicht kommunizieren«. Diese körpersprachliche Kommunikation ist aber ebenfalls vieldeutig und mißverständlich, muß angefragt und definiert werden. Dabei geht es nicht nur um kulturell bedingte Unterschiede und Eigenheiten im »Vokabular der Körpersprache«, sondern auch um individuell erlernte.

Bedeutung und Stellenwert körpersprachlicher Gesten werden sich unterscheiden bzw. davon abhängen, ob jemand aus einer Familie kommt, in welcher häufiger Körperkontakt selbstverständlich war, viel umarmt und geküßt, Gefühle gezeigt und Zärtlichkeit offen ausgetauscht wurde, oder ob er aus einer Familie kommt, wo dies nicht der Fall oder sogar verpönt war. Für den einen kann eine Umarmung, ein Den-Arm-um-die-Schulter-Legen oder Sich-Einhängen eine selbstverständliche, im Augenblick passende, freundliche Geste sein, der mehr oder weniger unverbindliche Versuch, Kontakt aufzunehmen, oder bloß eine Angewohnheit. Für den anderen kann dies bereits ein Zeichen intimer Zärtlichkeit, Ausdruck einer besonderen Zusammengehörigkeit oder aber etwas Ungehöriges, eine Aufdringlichkeit bedeuten. Ein Kuß kann leicht von den Lippen gehen und wenig aussagen oder den Seltenheitswert einer großen Kostbarkeit besitzen. Unter Umständen kann er auch an Zwang, an abverlangten und nur widerwillig geleisteten Gehorsam erinnern.

Es ist wichtig, die Sprache des anderen, ihre Hintergründe und besondere Bedeutung wirklich verstehen zu lernen, um grobe Mißverständnisse zu vermeiden. Dies gilt erst recht für den sensiblen Bereich der Sexualität. Ist z. B. Nacktheit etwas seit jeher Selbstverständliches oder Zeichen großen Vertrauens? Erkennt der Partner die jeweils richtige Bedeutung körpersprachlicher Botschaften? Zur Illustration ein in der Sprechstunde häufig vorgebrachtes »Standard-Mißverständnis«: Eine Frau schlüpft zu ihrem Mann unter die Decke, um sich ihm nahe zu fühlen, seine beruhigende Wärme zu spüren und bei ihm geborgen einzuschlafen. Er übersetzt ihr Verhalten als sexuellen Wunsch und »arbeitet« auf Geschlechtsverkehr hin bzw. reagiert enttäuscht, wenn sie ablehnt. Oder der Mann sucht bloß Kontakt, seine Frau »kennt« aber seine Absicht und weist ihn ab. Mit der Zeit getraut sich die Frau oder der Mann nicht einmal mehr, ein Bein oder eine Hand zum anderen auszustrecken, wenn sie oder er nicht auch mit ihm oder ihr »schlafen« will. Unter solchen nicht geklärten Fehlinterpretationen kann die körpersprachliche Kommunikation nicht nur leiden, sondern im Fall einer beständigen Abneigung gegen »Sex« sogar gänzlich zum Erliegen kommen. Ähnlich können die vielen möglichen Bedeutungen des Geschlechtsverkehrs selbst oder seiner Unterlassung dazu führen, daß etwas anderes vom Partner verstanden wird, als gemeint war, wenn man sich nicht vergewissert.

Selbstverständlich trifft dies alles auch für die verbale Kommunikation, das Gespräch miteinander, zu. Dieselben Begriffe können je nach Herkunftsfamilie recht unterschiedlichen Klang, dieselben Worte verschiedene Bedeutung haben. Zum Beispiel kann ein »Nein« für den einen eine klare und endgültige Absage, für den anderen die Aufforderung, weiter zu fragen, bedeuten. Auch der mitschwingende Ton und die Art der Formulierung können mißverstanden werden. Ein lautes Wort kann lediglich dem Wunsch nach Beachtung, nach Sich-Gehör-Verschaffen dienen oder gänzlich bedeutungslos sein, weil es zu Hause üblich war, laut zu sprechen, oder weil alle durcheinanderschrien. Es kann aber auch Katastrophenalarm oder völliges Unverständnis und Hilflosigkeit auslösen, weil es zu Hause nie ein lautes Wort gegeben hat. Schweigen kann als stillschweigendes Einverständnis angenehm oder als gekränktes Sich-Zurückziehen, als schlimmste Form von Bestrafung und Machtausübung äußerst unangenehm empfunden werden. Eine Frage kann eigentlich einen Wunsch oder einen Befehl ausdrücken, je nachdem, wie direkt oder eindeutig oder wie indirekt oder verschlüsselt im Elternhaus gesprochen wurde und so fort.

Werden solche Verschiedenheiten nicht im klärenden Gespräch bewußt, sind Mißverständnisse und Verstimmungen vorprogrammiert. Kommunikation kann nur gelingen, wenn die Botschaft wirklich verstanden wurde, wenn man nicht aneinander vorbeiredet und davon ausgeht, daß nicht die (gute) Absicht, sondern die tatsächlich ausgelöste Wirkung über Verlauf und Klima des Gespräches entscheidet: Es kommt nicht auf die Absicht, sondern auf die Wirkung an. Ob nun die Botschaft verstanden wurde und was sie bewirkt hat, kann entgegen anderslautenden Meinungen mit Sicherheit nur durch Nachfragen geklärt werden. Dieses Rückfragen und Rückmelden, das Feedback im Sender-Empfänger-Modell von Kommunikation, ist gerade im Bereich der non-verbalen sexuellen Kommunikation und des Sprechens über Sexualität besonders wichtig. Dafür gibt es neben den bereits genannten noch einen weiteren ausschlaggebenden Grund, nämlich die von Haus aus in jeder Mitteilung enthaltene Bedeutungsvielfalt.

Jede Aussage ist in Wirklichkeit ein Nachrichtenpaket. Jede Botschaft kann auf vier verschiedenen Ebenen gesendet oder mit vier verschiedenen Ohren gehört werden. Sender und Empfänger können dabei auf jeweils anderen Ebenen sprechen und antworten, also wiederum aneinander vorbeireden. Diese Ebenen oder Aspekte sind die Inhaltsebene, auf der es um den Sachinhalt der Mitteilung geht; die Selbstoffenbarungsebene, auf welcher der Sprechende absichtlich und unabsichtlich auch etwas über sich sagt; die Beziehungsebene, auf der z. B. durch die Art der Formulierung und des Ausdrucks die Art der Beziehung sichtbar wird; schließlich die Appell-Ebene, wo es offen oder verdeckt um den Zweck, das Ziel der Botschaft geht. Dazu könnte man in psychologischem Sinn noch die Symbolebene anführen: Warum wird eine bestimmte Mitteilung gerade jetzt und so gemacht, was könnte das noch zusätzlich heißen?

Von diesen vier Ebenen, auf denen eine Nachricht gesendet und empfangen werden kann, soll nochmals die Inhalts- und Beziehungsebene hervorgehoben werden. Wie bereits erwähnt, kann der zunächst meist mehrdeutige Inhalt einer Botschaft erst im Zusammenhang mit der Beziehung eindeutig verstanden werden, sofern auf Inhalts- und Beziehungsebene die gleichen und nicht einander widersprechende Botschaften gesendet werden. Kommunikation sollte daher nicht doppelbödig, sondern stimmig, d.h. auf beiden Ebenen übereinstimmend, sein. Das gilt bei der verbalen Kommunikation, wo »der Ton die Musik macht«, aber auch im körpersprachlichen Bereich, wo zusätzliche Begleitsignale auf der Beziehungsebene den Inhalt definieren. Dadurch erfolgt nochmals eine »Botschaft über die Botschaft«, was als Metakommunikation bezeichnet wird. Dazu gehört auch das wegen der Subjektivität von Wahrnehmung und Bedeutungserteilung immer wieder notwendige Gespräch über die Kommunikation. Wenn man sich also verstehen will, muß immer wieder geklärt werden, auf welche Ebene der verbal und/oder non-verbal »Sprechende« das Hauptgewicht seiner Mitteilung legen wollte, auf welcher Ebene die Botschaft beim Hörenden angekommen ist und auf welcher Ebene dieser geantwortet hat. Dabei ist dies nur vordergründig eine Sache des zergliedernden Verstandes. Entscheidend sind die dahinterstehenden Gefühle der Betroffenen, ihre psychische Verfassung, wie sie aus der jeweiligen Lebensgeschichte und aus der Geschichte der gegenwärtigen Beziehung hervorgegangen ist und Verhaltens- und Reaktionsweisen bestimmt. Damit ist nochmals die Vielschichtigkeit und Komplexität von Kommunikation angedeutet, in die auch die Sprache der Sexualität eingebettet ist.

Aus diesen wenigen Hinweisen wird bereits deutlich, daß Miteinander-reden-»Können« ein sehr vielschichtiges und schwieriges Unterfangen ist, eine »Kunst«, die wie die Kunst des Liebens gründlich gelernt und eingeübt werden müßte: nach Fromm (1956/1973) mit Disziplin, Konzentration, Geduld und unbedingtem Interesse. Es stimmt leider nicht, daß die Liebe das Erlernen der Kunst ersetzen kann, daß man sich, womöglich noch wortlos, versteht, wenn, und in dem Maße wie, man sich liebt. Auch unter Liebenden ist die Chance, sich auf Anhieb richtig zu verstehen, kleiner als die, sich zuerst mißzuverstehen, verbal und erst recht non-verbal. Die Liebe kann aber dazu motivieren, die Kunst zu erlernen: das hinhorchende Zuhören, das Sehen durch die Brille des anderen, das Sprechen von sich selbst, vor allem auch von seinen Gefühlen und Wünschen, nicht nur von den liebevoll-zärtlichen, sondern auch den störend-aggressiven, den ängstigenden und peinlichen, das Teilhaben-Lassen an der eigenen Gedanken- und Phantasiewelt, das Bemühen um die Neutralität der konkreten Situation anstelle von abstempelnden und festlegenden Verallgemeinerungen aus der Vergangenheit, das Vermeiden von doppelbödigen, widersprüchlichen Aussagen, das unerläßliche Nachfragen, bis die Botschaft wirklich verstanden ist. Nicht zuletzt auch das bewußte Miteinbeziehen der Körpersprache, das Sich-Zeit-Nehmen, nicht nur zum Reden, sondern auch zum Fühlen, Zeit für die non-verbale, die sinnliche Zwiesprache.

Bei alledem ist es nach den Gesetzen der Lerntheorie (s. Zimbardo 1983) entscheidend wichtig, durch gute Erfahrungen immer wieder im Sinne positiver Verstärkung »belohnt« zu werden: durch die Freude, ernst genommen und verstanden zu sein, durch die Entlastung nach einer gelungenen Aussprache oder der erfolgreichen Lösung eines Problems, durch das Gefühl größerer Nähe und Intimität nach dem Gespräch usw. Bleibt die Belohnung aus oder treten, was häufig der Fall ist, negative Folgen ein, so wird das Gespräch gemieden, es wird seltener, bis schließlich »keine Zeit« mehr dafür zu finden ist. Wenn ein Partner »nicht reden kann«, so ist immer zu fragen, ob, wann, wodurch oder durch wen er es verlernt haben könnte.

Eine sexuelle Revolution?

Bisher wurde im Bemühen um ein umfassendes Verständnis menschlicher Sexualität der bereits im vormenschlichen Bereich anzutreffenden Sozial- und Mitteilungsfunktion von Sexualität nachgespürt und ihre Entwicklung beim Menschen verfolgt. Nun geht es darum, konkrete Folgerungen daraus abzuleiten. Schon in den fünfziger Jahren hat Frank (1957) die Sexualität eine »zusätzliche Sprache« genannt, und Leist (1961) formulierte unter der Überschrift »Sprache und Wort der Liebe«: »Geschlechtliche Gemeinschaft ist Wort der Liebe...« Ein Jahrzehnt später beobachtete Montagu (1971/1987): »...man scheint Sexualität weitgehend als simples Medium, Triebspannungen zu lösen, nicht als tiefsten Akt der Kommunikation... zu betrachten« und hat damit wohl immer noch recht. Auch Masters und Johnson sprechen von Sexualität als einem »höchst wirkungsvollen Mittel interpersonaler Kommunikation« (Kolodny 1979), und ebenso versteht Kentler (1977/1982) Sexualität als Sprache: »Wie die Sprache, dient die Sexualität dem Kennenlernen, der Verständigung...Sprache und Sexualität sind verschiedene Weisen, miteinander in Beziehung zu kommen, uns mitzuteilen«, und Bartholomäus (1987) folgt ihm hierin: »Menschliche Sexualität ist Sprache der Liebe«, eine Deutung, die zunehmend häufiger anzutreffen ist. Hier geht es darum, über diese grundsätzliche Sichtweise hinaus nach der wörtlichen Übersetzung der Botschaft, nach den konkreten Inhalten und ihrer anthropologischen Bedeutung zu fragen: »Worin besteht die Mitteilung?« (Loewit 1975, 1978).

Eigentlich muß man sich fragen, ob es dieses Hinweises auf Sexualität als Körpersprache mit konkreten Aussagen überhaupt (noch) bedarf? Körpersprache an sich ist ja den meisten vertraut, Mimik und Gestik werden mehr oder weniger bewußt wahrgenommen, interpretiert und zur Verständigung eingesetzt. Hier geht es jedoch nicht um die geläufige, oft vordergründige Frage, was bestimmte Gesten, Körperhaltungen oder Gesichtsausdrücke bedeuten können, die zum Teil auf angeborenen Reaktionsweisen beruhen, so daß alle Menschen ihre Gefühle mit den grundsätzlich gleichen mimischen Bewegungen ausdrücken (vgl. Bonnafont 1979; Molcho 1983; Reutler 1988). Es geht um die Frage nach der Aufschlüsselung des Inhalts hinter den Zeichen und wieso gerade der Mitteilungsgehalt von Sexualverhalten weitestgehend aus dem Bewußtsein entschwunden ist, wie die praktische Erfahrung lehrt.

Eine allgemeine Antwort wurde mit dem Hinweis auf den Ersatz von Gestaltsignalen durch sprachliche Symbole, deren Inhalte mit dem Beginn des abstrakten Denkens nur noch begrifflich verstanden werden, als Hauptkommunikationsmittel versucht. Der bekannte Pantomime Samy Molcho (1983) sagt analog: »Körpersprache (unsere Primärsprache) ist zur Fremdsprache geworden«, und er möchte wieder »...das Gespür für bekannte und belegte Signale der Körpersprache wecken, deren Bedeutung uns durch die Gewohnheit des Alltags verlorengegangen ist«. Eine spezifischere Antwort müßte die historisch bedingte Einengung der Sexualität auf Fortpflanzung und ihre Tabuisierung mit einbeziehen: die frühe Abwertung in den Bereich des Animalischen bei gleichzeitiger Überbewertung des Geistigen, ihre Isolation und Verdrängung in Richtung des Heimlichen und Sprachlos-Unaussprechlichen, noch verstärkt durch den Mangel eines passenden Vokabulars und diesen zugleich aufrechterhaltend. Diese Begriffsverschiebung und Abwertung teilt die Sexualität, wie gesagt, mit der Sinnlichkeit und der Sittlichkeit. Ebenso ist ihre ideologische Verfremdung und Manipulation in Form »totalitärer Moral« im Zusammenhang mit Machtausübung und Herrschaftsansprüchen zu erwähnen. Dabei hat »die Triebunterdrückung offensichtlich nichts mit ›rechts‹ oder ›links‹, ›fromm‹ oder ›gottlos‹ zu tun, sondern sie ist eine Frage der sozialen Machtstrukturen, konkreter gesagt, des Totalitarismus« (Bischof 1989). Dazu kommt eine durchaus natürliche Scham und Scheu diesem sehr persönlichen und sehr privaten Bereich gegenüber. Alle diese und weitere Faktoren bilden einen Teufelskreis von Ursachen und Wirkungen, der schwer zu durchbrechen ist und sich hartnäckig aufrechterhält.

Tatsache ist, daß weithin Sexualität immer noch als Faktum, als nicht weiter hinterfragte Gegebenheit, als einer der grundlegenden menschlichen Triebe usw. verstanden, aber nicht als Botschaft begriffen wird. Sexualität, meist auf den genitalen Sex reduziert, gehört, abgesehen von der Fortpflanzung als »eigentlichem« Zweck, einfach mit dazu, ist ganz normal, muß ausgelebt und befriedigt werden, für manche wie Essen und Trinken. Sie verschafft Lust, was als ihr zweiter Sinn und Zweck genügt, und ist deshalb für Männer und Frauen wichtig, je nach Einstellung für beide in gleicher Weise oder eigentlich mehr oder hauptsächlich nur für den Mann. Sie ist etwas, das man nur mit einem vertrauten oder geliebten Menschen tut, ist ein Zeichen, daß man sich mag, oder dergleichen Antworten mehr – hat aber mit Zärtlichkeit und Liebe nicht unbedingt, nicht direkt oder überhaupt nichts zu tun.

Nicht wenige, besonders häufig Frauen, könnten auf Sex ohne weiteres verzichten, während sie auf Beziehung, Erotik, Zärtlichkeit und Liebe nicht verzichten möchten. Für sie ist zwischen Sex und Liebe ein tiefer Graben, beide gehören zwei verschiedenen Welten an.

Dieser hier mit etwas kräftigen Strichen gezeichnete, aber in der Praxis von Sexualerziehung, Ehevorbereitung und ehebegleitender Erwachsenenbildung, erst recht in Eheberatung und Sexualtherapie immer wieder anzutreffende Hintergrund soll auf die Bedeutung einer veränderten Sichtweise hinweisen: Was Menschen glücklich oder unglücklich, gesund oder krank macht, sind ja nicht die Tatsachen, die ihnen begegnen oder widerfahren an sich, sondern die Bedeutungen, die sie ihnen geben. Selbst der in der Rangliste belastender, gesundheitsbedrohender Lebensereignisse an erster Stelle stehende Verlust des Ehegatten kann unter Umständen eine langersehnte Erlösung oder Befreiung bedeuten. So entscheidet auch über die sexuelle Zufriedenheit nicht primär die Anzahl und Art sexueller Begegnungen im weiten oder engeren Sinn, sondern ihre Be-Deutung, der Sinn, der ihnen beigemessen wird. Allzu viele Paare wissen keine Antwort auf die Frage nach der Bedeutung der Sexualität in ihrer Beziehung; die meisten einfach deshalb nicht, weil sie sich »so eine Frage« noch nie gestellt haben. Das schließt nicht aus, daß sie im Grunde ihres Herzens diese Sprache erahnt, erhofft und tatsächlich gesprochen haben, es ist ihnen nur nicht bewußt geworden. Zum Beispiel erinnerte sich eine Frau, die keine konkrete Antwort auf obige Frage geben konnte, noch nach über 25 Jahren an ihr Gefühl beim ersten Verkehr mit ihrem Mann: »Jetzt ist der Bund geschlossen, jetzt gehören wir zusammen.«

Für viele ist es daher eine im wahrsten Sinn des Wortes revolutionäre, d. h. umwälzend neue Erkenntnis, einer bisher abgespaltenen, unreflektiert oder faktisch hingenommenen oder leidend erduldeten Sexualität bewußt die Bedeutung einer höchst aussagekräftigen, sehr konkreten und persönlichen »Sprache«, einer wiederum ganzheitlichen psychosomatischen Kommunikationsweise zu geben.

Durch diese Sichtweise kann ihr Sexualleben eine neue Dimension und damit neue Qualitäten dazugewinnen: »Jetzt sind es mehr ›wir‹, die miteinander schlafen, früher war es eine ganz normale sexuelle Handlung.« Gefühle der Hingabe können vertieft oder neu gewonnen werden, weil »ein neuer Aspekt dazugekommen ist und ich mich so richtig hineindenken kann, wie das auch noch einen tieferen Sinn hat«. Männer sehen Sexualität »jetzt in einem anderen Licht«, kommen »aus dem Staunen nicht heraus«, bemühen sich, »so zärtlich wie möglich« zu sein. Es kann mehr Selbstbewußtsein aufkommen, »weil ich spüre, daß sich mein Mann mit mir als Ganzem befaßt«, mehr Sicherheit und Freiheit, »weil man so weniger falsch machen kann und ich mir dabei nichts vergebe« (Loewit 1990). Oder anders ausgedrückt: »Für mich ist es jetzt eine Art, ihm zu zeigen, wie ich zu ihm stehe. Diese Sicht hilft mir sehr weiter, die Kluft ist nicht mehr da zwischen Partnerschaft und Sexualität. Das hilft mir sicher, das negative Bild, das ich immer noch drinnen habe, abzubauen.« Wieder anders formuliert: »Man schläft halt, weil es sein muß, weil es dazugehört, aber nicht, um sich mitzuteilen. Das hätte in der Sexualerziehung vermittelt werden sollen, daß beides zusammengehört, nicht die Sexualität schlecht und die Zärtlichkeit gut ist.«

Es wäre zu wünschen, daß diese Revolution möglichst früh und erfolgreich stattfindet, nicht erst in der Sprechstunde des Therapeuten. Sei es, daß dadurch eine negative Bedeutung durch eine positive ersetzt wird oder ein bisher unbedeutendes Geschehen zum ersten Mal Bedeutung erhält: »Für mich ist das ganz revolutionär, im positiven Sinn, ich habe das nie so gesehen.« Damit ist auch eine entscheidende Voraussetzung dafür gegeben, daß sich »die wirkliche sexuelle Revolution unserer Zeit«, nämlich »die sehr moderne und sehr junge Idee, daß Ehe, Freundschaft und sexuelle Erfüllung zusammen in ein und derselben Beziehung existieren können« (Greeley 1977), endlich durchsetzen und entfalten kann.

Beim Wort genommen: Die Übersetzung der Beziehungssprache

Wie es bei den ersten kindlichen Erfahrungen, bei der ersten wortlosen Liebesgeschichte an der Mutterbrust versucht wurde, so soll nun auch die Sexualität des Erwachsenen als ganzheitliches Erleben betrachtet werden, welches im Sinne der Einheit von ursprünglichen Gestaltsignalen und später daraus entstandenen Begriffen gleichzeitig auf der körperlich-sinnenhaften und der geistig-emotionalen Ebene erfahren wird. Es soll also versucht werden, die verlorengegangene Einheit zwischen leibhaftigem Ausdruck und ins rein Geistige verschobenen Begriffsinhalten wiederherzustellen und wieder bewußtzumachen. Ausgehend vom beobachtbaren Verhalten, soll die in ihren Bedeutungen fremd gewordene Körpersprache in die Wort- und Begriffssprache übersetzt und zurück-übersetzt, also das Sinnliche und das Begriffliche zugleich gesehen werden. Dabei finden sich alle aus der frühen Kindheit bekannten Elemente auch hier wieder vor, erweitert um die Möglichkeit der genitalen Begegnung als intensivster Begegnungsweise und im fortpflanzungsfähigen Alter auch um die Fähigkeit zu zeugen. Zu dieser Begegnung drängt ein starker Antrieb, der in eher unglücklicher und irreführender Weise als »Geschlechtstrieb« bezeichnet wird, aber wohl treffender als Beziehungstrieb charakterisiert würde.

Man stelle sich also zunächst zur Verdeutlichung wie im Zeitraffer ein Paar vor, das sich liebt und eine intime Beziehung bis zum Geschlechtsverkehr eingeht. Rein physisch, auf der beobachtbaren Verhaltensebene, werden sie sich ansehen, »wahr-nehmen« aufeinander zugehen, d. h. sich entgegen- und näherkommen, um sich nahe zu sein. Sie werden Kontakt aufnehmen, sich berühren, sich die Hand reichen oder sich umarmen, also etwas voneinander halten. Dazu müssen sie sich einander zuwenden und, bevor sie sich küssen können, einander zuneigen. Sie spüren ihre Wärme, erwärmen sich füreinander, können sich riechen. Sie drängen sich aneinander, es drängt sie zueinander, sie tasten sich aneinander heran, entdecken und enthüllen sich, um sich hüllenlos durch nichts getrennt zu sehen, zu begreifen, zu begegnen. Sie werden sich füreinander öffnen und aufmachen, um so tief als möglich zum anderen vorzudringen, sich in den anderen einzufühlen, ihm Raum zu geben, ihn einzulassen und in sich aufzunehmen. Sie gehen also aufeinander ein, vertiefen sich ineinander, kennen sich in- und auswendig, füllen sich ganz aus, passen sich einander an, umschließen sich eng, halten sich fest, gehen aus und ein beieinander, begegnen sich tief innerlich, gehen ineinander auf, sind miteinander verbunden. Sie sind hingerissen, überlassen sich einander, geraten außer sich und finden schließlich Ruhe beieinander, liegen sich am Herzen und lassen sich wieder los.

Vielleicht bemerkt der eine oder andere bereits, daß er sich schwertut, nicht in abstrakt begriffliches Denken allein zu verfallen. Es ist naheliegender, Begriffe wie sich nahestehen, etwas voneinander halten, sich einlassen, aufeinander eingehen, erfüllt sein, zusammenhalten, am Herzen liegen, loslassen, Worte wie Zuneigung, Offenheit, Verbundenheit usw. in einem geistigen, übertragenen Sinn zu verstehen, als sie in ihrer unmittelbaren Körperlichkeit, einschließlich der Geschlechtsorgane zu begreifen. Dabei ist es gerade diese sinnenhafte Wirklichkeit, die der Körpersprache ihre »Wortgewalt« verleiht. Nähe, Wärme, Annahme, Verbundenheit, Erfüllung usw. werden nicht symbolisiert, sondern verkörpert. Sie geschehen real, werden »handgreiflich« gefühlt, ereignen sich sicht- und meßbar, sind also Sinn-Bilder nicht in übertragener geistiger Weise, sondern bilden den Sinn durch reale Verkörperung ab, durch Verleiblichung seiner Inhalte.

Am Beispiel des in der Phantasie beobachteten Liebespaares könnte man also das Verhalten, d. h. die Körpersprache der beiden etwa in folgende Begriffe übersetzen: Ansehen, Entgegenkommen, Nähe, Kontakt, Verbindung, Zuwendung, Zuneigung, Wärme, Geborgenheit, Annahme, Unmittelbarkeit, Echtheit, Offenbarung, Freiheit, Offenheit, (Sich-an-)Vertrauen und Vertrautheit, Hingerissensein, Zugang, Einfühlung, Einlaß begehren und gewähren, Platz haben, Aufnahme, Erfüllung, Anpassung, Zusammenhalt und Zusammenspiel, Verbundenheit, Ruhe finden, Zufriedenheit und so fort; Begriffe also, die uns von den allgemeinmenschlichen Grundbedürfnissen, der Angewiesenheit auf Annahme, Zuwendung, Wertschätzung, Zugehörigkeit und Sicherheit, Beheimatung her vertraut sind und die ebensogut eine Liste von Wünschen oder Erwartungen an Partnerschaft und Partner darstellen könnten. Deswegen sind die Erfahrungen einer sexuellen Begegnung, ob mit oder ohne Einschluß der Geschlechtsorgane, nicht beliebig oder belanglos.

Sexualität ist keine isolierte Lustquelle für sich, kein eigenes Kapitel, eben die notwendige Befriedigung des Geschlechtstriebes neben und außerhalb anderer Kapitel im Leben, sondern sie betrifft unsere unverzichtbaren Existenzgrundlagen, sie ist eigentlich die Verleiblichung unserer Beziehungen im weiten nicht-genitalen und im engen genitalen Sinn. Tatsächlich werden die genannten Erfahrungen im Sinne einer Stufenleiter verschieden intensiver und verschieden eindringlicher und umfassender Kommunikationsweisen ja zumeist im nicht-genitalen Bereich gemacht: als aufeinander eingehen durch Sprechen und Hören, als sich mit den Augen ineinander versenken, als sich im Händedruck, mit offenen Armen oder im Kuß begegnen, annehmen, öffnen, miteinander verbunden sein, als sich in gemeinsame Interessen oder Aufgaben vertiefen, darin aufgehen, Erfüllung finden und so fort.

Nun war aber zu sagen, daß nicht das Zeichen, nicht die körpersprachliche Geste an sich den Inhalt non-verbaler Mitteilungen bestimmt, sondern Verhaltenssignale vieldeutig sind und erst durch den Beziehungsaspekt geklärt werden können. Bekanntlich geschehen Entgegenkommen, Zuneigung, Vereinigung und Verbindung in physischer Weise nicht nur bei einer liebenden Begegnung, sondern auch bei einer gewalttätigen und verletzenden. Die Begleitsignale auf der Beziehungsebene müssen darüber Auskunft geben, ob das entsprechende Verhalten mit »aufeinander-zu-gehen« oder mit »aufeinander-los-gehen«, mit »sich-näher-kommen« und »nahestehen« oder mit »sich-zu-nahe-treten«, mit »aufeinander-eingehen« oder »übereinander-herfallen«, mit »eingelassen-werden« oder »einbrechen« zu übersetzen ist. Eine Umarmung kann ebensogut Besitzergreifung, Festhalten und Freiheitsberaubung bedeuten wie Annahme, Geborgenheit und Sicherheit. Ein Geschlechtsverkehr könnte auch Unterwerfung, Unterdrückung, Überwältigung, Bloßstellung, Erniedrigung, Verletzung oder ähnliches mehr zum Ausdruck bringen.

Trotzdem richtet sich die unbewußte oder bewußte Hoffnung wegen der Unverzichtbarkeit der Grundbedürfnisse auf die positive, die ersehnte, die notwendige, wörtlich die Not-wendende

Bedeutung und taucht nach jeder gescheiterten und mit jeder neuen Beziehung die alte Hoffnung wieder auf, diesmal das Paradies doch zurückzugewinnen. Eine subjektive Wahrnehmungsveränderung bis zum Verkennen der Realität, zum Übersehen oder Fehldeuten entgegenstehender Signale oder Botschaften mag eintreten, ein fast verzweifeltes Hoffen gegen die Erfahrung: daß diesmal die sinnenhaft erlebte Nähe, Wärme, Geborgenheit, der körperlich hergestellte Kontakt, die leiblich vollzogene Anziehung, Annahme und Verbundenheit echt sei, ein ehrliches Wort und ein Versprechen, eine Antwort auf ungestillte Sehnsucht, und daß dabei nicht nur der Körper oder noch enger nicht nur die Geschlechtsorgane und nicht nur die Momente der sexuellen Begegnung gemeint seien, sondern die ganze Person, der Mensch selbst und die ganze Beziehung. Diese Hoffnung wird sich im Verlauf einer partnerschaftlich gelebten Beziehung am ehesten dann zunehmend verwirklichen lassen, wenn einerseits Sexualität bewußt als Körpersprache in die Beziehung integriert wird und andererseits die Partner sich bemühen, die körpersprachlich zugesprochenen Botschaften auch in allen anderen Bereichen der Beziehung, also im gemeinsamen Leben an sich zu verwirklichen.

Gerade aus dem Fehlen dieser Ganzheit resultieren so viele scheinbare Sexualprobleme. Wie soll die non-verbale sexuelle Kommunikation gelingen, wenn man sich nicht um die verbale kümmert? Wenn Intimität sich nicht auch im Zeithaben für Zuhören und Gespräch, im Sich-Öffnen und Einfühlen, in der Feinfühligkeit des alltäglichen Umgangs, also auch außerhalb des Bettes ereignet und erfahren läßt?

Instinktiv wird der Widerspruch empfunden und Sexualität noch weiter abgespalten, herabgesetzt und ihrer heilenden Kräfte beraubt. Aber nicht die Sexualität ist primär gestört, sondern die Beziehung. Wo hingegen die sexuelle Begegnung im weitesten wie im genitalen Sinn als bewußt erlebte Verkörperung oder Menschwerdung der in der Beziehung gelebten Werte verstanden und in die Beziehung integriert wird, dort erhält sie nicht nur eine neue Dimension und neue Qualitäten, sondern wirkt auch ihrerseits im Sinne der Kreisförmigkeit von Kommunikation verstärkend und belebend auf eben diese Werte zurück. Partnerschaftliche Werte und Sexualität sind Inhalt und Ausdruck zugleich, bedingen und beeinflussen sich gegenseitig, sobald sie körpersprachlich kommuniziert werden. Damit kann auch die genitale Erwachsenensexualität wieder zu jener verleiblichten Beziehung werden, als die sie in nicht genitaler Weise schon einmal am Beginn der Entwicklung eines jeden einzelnen gestanden hat. Und damit kann sie auch jene paradiesische Unschuld des Anfangs zurückerhalten, wo sich keiner vor dem anderen schämte. Jene »un-ver-schämte Schamlosigkeit« in der Beziehung, die aus der Echtheit und Richtigkeit von Inhalt und Ausdruck erwächst, wo niemand sich zu schämen braucht, weil nichts Un-Rechtes, Un-Echtes geschieht und weil statt Angst, aus der Böses kommt, Vertrauen überwiegt. Diese Freiheit aus der Wahrheit brächte die notwendige und wesentliche »sexuelle Befreiung«.

Es braucht hier nicht wiederholt zu werden, daß all dies keine Angelegenheit bloß verstandesmäßiger Erkenntnis oder durchdachter Begriffe ist, daß diese Übersetzung nicht bei jeder sexuellen Begegnung bewußt sein oder im Vordergrund stehen kann, noch weniger, daß die Wirklichkeit nicht schwarz oder weiß ist. Auch geht es hier noch nicht darum, die Folgen aus dieser Sichtweise auszuloten, etwa was die als asexuelle Wesen betrachteten und behandelten Kinder, Kranken, Alten oder Behinderten betrifft, die freiwillig oder unfreiwillig partnerlos Gebliebenen und die wiederum partnerlos Gewordenen usw. Es geht zunächst um die grundsätzliche Sichtweise und Bedeutungserteilung, sozusagen um das Vorzeichen, welches eine Summe zum Guthaben und Reichtum oder zur Schuld und Belastung werden läßt. In der Folge müßte sich allerdings ein gewandeltes Verständnis von Sexualität als im weitesten Sinn verleiblichter, »menschgewordener« Beziehung auch praktisch auswirken. Das Erkennen ihrer Bedeutung für psychosomatische Gesundheit, Lebenswillen und Lebensfreude, Selbstachtung und Sinnfindung, mitmenschlichen Umgang, Liebesfähigkeit usw. müßte auch in gewandelten Einstellungen und Handlungsweisen von der Säuglingsstation bis ins Altersheim wirksam werden. Davon sind im Moment höchstens Ansätze zu bemerken, obwohl die Zeit drängt, wie etwa in der immer gewichtiger und aktueller werdenden Frage der Sexualität im Alter und ihren vielschichtigen praktischen Konsequenzen für Betreute, Betreuer und Gesellschaft (vgl. v. Schumann 1980; Cyran/Halhuber 1990; Loewit 1990b; Cyran 1991).

Verspielte Lust?

Was wird im Zusammenhang mit sexueller Lust spontan unter »verspielt« verstanden? Etwas Spielerisches im Sinne verspielter Kinder oder etwas Verlorengegangenes im Sinne verspielten Glücks? Was liegt näher und kommt zuerst in den Sinn? Können wir als ernsthafte, vernünftige und mit Wichtigerem überlastete Erwachsene in unseren Beziehungen überhaupt noch spielen? Wird die »Intimität beim Spiel (zusammen Spiel und Spaß erleben)« (Clinebell 1974) gepflegt zwischen Frau und Mann, zwischen Eltern und Kindern? Kann, vor allem, sexuelle Lust etwas zweckfrei Spielerisch-Verspieltes an sich haben, oder ist auch sie zur Aufgabe, Arbeit, Berechnung, Bewährungsprobe, Leistung und Pflicht geworden? Ist nicht auch eine gewisse Sättigung eingetreten, weil genügend »Sex« konsumiert worden ist und das Pendel getrost wieder in die andere Richtung ausschwingen darf? Die Antworten werden unterschiedlich ausfallen. Ohne Zweifel ist Angst vor Lust und eine weit verbreitete Lustlosigkeit ein auffallendes Phänomen unserer Tage, besonders in der Sprechstunde des Sexualberaters oder Therapeuten. Die bekannte amerikanische Pionierin der Sexualtherapie Helen Singer Kaplan (1981) mußte besondere Therapieformen für dieses Problem der Lusthemmung entwickeln. Also doch verspielte Lust als verlorengegangene Lust? Dabei könnte schon die biologische Evolution zeigen, daß die Beibehaltung kindlicher Merkmale bis ins hohe Alter (die sog. Neotenie) sowohl in physischer als auch in verhaltensmäßiger Hinsicht für den Menschen typisch ist und seiner Universalität, Anpassungs- und lebenslangen Entwicklungsfähigkeit, seiner »Menschlichkeit« zugrunde liegt: »Das Schlimme an den Erdenbewohnern ist, daß sie so zeitig erwachsen werden« (Montagu 1984).

Das gilt auch hier: Wie oben ausgeführt, wurde in der Kindheit spielerische Lust in vielen Lebensbereichen entdeckt. Was ist aus ihr geworden, wie haben sich individuelle Lebensgeschichte, Versagungen und Verwöhnungen ausgewirkt? Hat tierischer Ernst oder öde Langeweile die Lust ersetzt, bevor sie zur Entfaltung gelangen konnte? Erstickt ins eigene Gewissen übernommene Lustfeindlichkeit jeden Ausbruchsversuch schon im Keim – im allgemeinen und erst recht in Zusammenhang mit der tabuierten Sexualität? Vor dem eingangs angesprochenen Hintergrund weithin fehlender oder ihrer Aufgabe nicht gerecht werdender Sexualerziehung in den Familien – die positiven Ausnahmen verursachen in der Regel keine Probleme – gilt für zu viele (nicht nur der älteren Generation), daß ihnen spielerische Lust gründlich ausgetrieben wurde. Zunächst in einem allgemeinen Sinn von: »Erst die Arbeit, dann das Spiel« oder noch indirekter: »Wer zuletzt lacht, lacht am besten«, »Man soll den Tag nicht vor dem Abend loben« bis zu »Wen Gott liebt, den züchtigt er«. Sodann spezifischer im sexuellen Bereich: »Damit spielt man nicht!«, »Das ist nichts für Kinder«, »Das ist kein Spielzeug!«, »Pfui! Greif deinen Körper nicht da an«, »Was machst du mit den Händen da unten?«, »Die Liebe ist kein Spiel«, »Das hat der liebe Gott nur zum Kinderkriegen gemacht« usw. Dazu kommen unausgesprochen oder ausgesprochen weitere Lebensweisheiten oder Familienregeln, die sich eingeprägt haben: »Bring ja kein Kind heim«, »Die Männer wollen alle nur das eine«, »Mach dich rar, sonst hast du keinen Wert«, von der Peinlichkeit des Themas, von Sünde, Schuld, Schmutz, Angst usw. ganz zu schweigen. Diese negative Atmosphäre und allgemeine Sprachlosigkeit wird weiter gefördert durch die Tendenz von Eltern und Kindern, sich jeweils als asexuelle Wesen zu sehen: »So etwas tun unsere Kinder / meine Eltern nicht!«

Unter solchen Umständen kann die von zu Hause mitbekommene bewußte und noch mehr die unbewußt aufgenommene »Sexualerziehung« mehr Hypothek als Kapital sein, mehr »Gift« als Mitgift. Wie soll »Mann« sich verhalten, wenn er nicht so wie »alle« sein will? Wie kann eine Frau nach soviel Ängsten, Ermahnungen, Einschüchterungen und Drohungen zu eigener Initiative, freier Hingabe und spielerischer Lust finden? Wie kann eine Atmosphäre der Lustfeindlichkeit, des Fehlens oder Verbergens von Gefühlen und Leidenschaft bewältigt und verändert werden: »Wie soll ich Liebe geben, wenn ich selber keine bekommen habe?« oder »Gefühle zeigen war schlecht, ich kann es einfach nicht«. Nach solcher »Vorbereitung auf das Leben« ist nur zu wahrscheinlich, daß die Regeln im Sinne von sich selbst erfüllenden Prophezeiungen recht behalten, zumal von Sexualität als intimster Kommunikationsmöglichkeit nicht die Rede war und von daher auch kein Sinn gesucht, keine Orientierungshilfe und kein Halt angeboten wurde. Das bisher einzig Konstante im ständigen Hin und Her zwischen sexueller Freizügigkeit und Prüderie scheint die Tatsache zu sein, daß Sexualität hier wie dort nicht als Mittel der Kommunikation verstanden und als solches in Beziehungen integriert wird, sondern wie eh und je isoliert und abgespalten ist. Es wird viel offenes, einfühlsames und geduldiges Gespräch zwischen den Partnern nötig sein, um mit der jeweiligen Vergangenheit zurechtzukommen, damit neue und andersartige Zukunft wachsen kann. Wie tief und fest verankert und wie gegenwärtig diese Vergangenheit ist, wird vielen dann bewußt, wenn sie sich als Eltern dabei ertappen, wie sie genau das den Kindern weitergeben, was sie selbst gelehrt bekamen, obwohl sie es bewußt gerade nicht so machen wollen. Es kann ihnen auch dann auffallen, wenn das Verhalten ihrer Kinder längst »vergessene« eigene Ängste freisetzt und zu (unangemessenen) Reaktionen führt, die nur aus der eigenen Geschichte verständlich sind. Es ist nicht leicht, diesen Teufelskreis zu durchbrechen.

Dabei kann gerade die an Kommunikation statt an Konsum und Geschlechtstrieb orientierte Sichtweise von Sexualität verständlich machen, warum und wie soviel Lust verspielt wird, und ebenso, wie die Lust wieder zurückgewonnen werden kann. Diese ganzheitlich verstandene Beziehungslust gibt den neuen Rahmen ab, in dem die früheren Verdächtigungen und Verteufelungen gegenstandslos werden. Damit wird eine für viele ganz neue »Spielwiese« zugänglich, und dies sollte nicht erst im Rahmen einer Sexualtherapie geschehen, sondern die Ausdrucksvielfalt im normalen Beziehungsalltag bereichern und ihn verschönern. Die (Wieder-)Entdeckung des Spielerischen könnte mithelfen, eine lustvolle(re) Atmosphäre und mehr Intimität im weiten Sinn zu fördern, mehr Freude in und an der Beziehung, damit auch mehr »Zeit-Haben« füreinander. In solchem Klima sind Alltagsschwierigkeiten besser zu meistern und brauchen sich nicht zu wirklichen Problemen auszuwachsen. Aber auch in eigentlichen Problemsituationen, nicht zuletzt sexueller Art, kann lustvolles Spielen oder spielerische Lust hilfreich sein:

Anstatt sich selbst zu beobachten und unter Leistungsdruck und Stress zu stellen, könnte der Mann, im besonderen der mit Potenzängsten oder -schwierigkeiten, seine Manneskraft vertrauensvoll in die Hände seiner Partnerin legen und zu ihrer Sache machen. Statt sich um seine perfekte Erektion zu sorgen, könnte er ihr signalisieren: Nun sieh, was du »zu Stande« bringst. Damit würde sich sein Leistungsdruck verringern, seine Versagensangst erübrigen, er könnte sich besser auf seine Partnerin statt auf sich selbst und seine sexuellen Funktionen konzentrieren. Gleichzeitig hätte seine Frau Gelegenheit, eine wesentliche und aktive Rolle zu spielen, sich daran zu freuen, wie unter ihren Händen etwas wächst und Gestalt annimmt, statt immer schon vor vollendeten Tatsachen zu stehen, zu denen sie nichts beitragen kann, und das lähmende Gefühl zu haben, ihrem Mann beständig »hinterherlaufen« zu müssen. Dabei könnte sie etwaige Berührungsängste abbauen und von ihrem Partner dort »etwas halten«, wo er sich besonders in seiner Männlichkeit berührt, angenommen und dadurch geborgen fühlt, was wiederum beiden zugute kommt. Das setzt natürlich beidseitig ausreichendes Vertrauen und Wohlwollen voraus, soll nicht das Gegenteil bewirkt und schwer, unter Umständen tödlich, verletzt werden! Auch könnten latente Ängste oder tiefer liegende Konflikte aktiviert werden, was Hilfe von außen erfordern würde. Vertrauen und Wohlwollen sind aber nicht nur notwendige Voraussetzungen, sie werden auch verstärkt und wachsen, wenn diese spielerische Kommunikation gelingt.

In ähnlicher Weise könnte eine Frau, die über mangelnde Lust oder Empfindungsfähigkeit klagt, ihren Partner bewußt und offen in die Verantwortung miteinbeziehen, statt ihm unterschwellig zu grollen und Vorwürfe zu machen, sich aber zugleich als allein »Schuldige« zu fühlen. Sie könnte ihn zu Entdeckungsreisen in »Neuland« außerhalb der eigentlichen Geschlechtsorgane anregen und dabei selbst von zwanghaften Gedanken loskommen, doch endlich wie eine normale Frau empfinden zu wollen oder zu müssen, und ebenso von der Angst, daß es auch diesmal nicht klappen wird. Statt auf den Ablauf der körperlichen Reaktionen könnte sie sich auf die Inhalte der körpersprachlichen Kommunikation konzentrieren und dadurch viel freier werden. Allerdings setzt das so viel verbale und/oder non-verbale Zwiesprache, z. B. durch Handführen, des Paares voraus, daß auch der Mann seine kommunikativen Fähigkeiten gezielt entwickeln und verbessern kann. Er muß ja nicht nur begreifen, daß das Problem seiner Partnerin auch sein eigenes ist, er muß auch von etwaigen angelernten oder für ihn selbstverständlichen Klischeevorstellungen und sexuellen Mythen loskommen, wonach (wie bei einer Maschine) zur rechten Zeit am richtigen Knopf gedreht oder gedrückt werden müßte, um das Problem technisch zu lösen. Gerade diese Voraussetzung einer ausreichend guten Gesprächsfähigkeit ist oft nicht mehr gegeben, so daß Hilfe von Dritten notwendig wird. Viele Männer sind überzeugt, nichts mit der »Störung« ihrer Partnerin zu tun zu haben: »Bei mir ist alles in Ordnung.« Ihre Frauen bestärken sie vielfach noch darin, indem sie ihnen das Gefühl vermitteln, als Frau allein schuldig zu sein. Sie übernehmen zusätzlich die Verantwortung dafür, ihre Männer um den Erfolg als gute Liebhaber zu bringen. Auch hier verschiebt das Verständnis von Sexualität als verleiblichter Beziehung den Schwerpunkt des Problems und kann aus verspielter Lust wieder spielerische Lust werden. Dazu sind Kreativität und Phantasie vonnöten, denen keine anderen Grenzen als die der inhaltlichen Stimmigkeit und des gegenseitigen Einvernehmens gesetzt sind.

Be-zeugen und Zeugen

Wie verhalten sich nun nach dem Gesagten Kommunikations- und Fortpflanzungsfunktion menschlicher Sexualität zueinander? Bisher stand die sozial-kommunikative Funktion menschlicher Sexualität im Vordergrund. In ihr wurde das eigentlich Menschliche, der bisherige End- und Höhepunkt der Evolution der Sexualität gesehen: Als verleiblichte Beziehung, als ganz konkrete Beziehungssprache verstanden, ermöglicht und begründet sie eine in ihrer leib-geistigen Einheit, »Eindrücklichkeit« und »Eindringlichkeit« unübertreffliche, im vollen Sinn menschliche Ausdrucks- und Verständigungsweise. Als solche ist die sexuelle Kommunikation in einer Partnerschaft nicht nur ein Beziehungsbarometer ersten Ranges, sondern gleichzeitig Quelle der Vitalität, Jungbrunnen und »Lebens-Mittel«. Wer sich daher um das Wohl und den Bestand seiner Beziehung, Ehe und Familie sorgt, darf diesen Punkt gerade heute, wo von der Lebenserwartung her über Jahrzehnte bestehende Langzeitverbindungen möglich geworden sind, nicht übersehen. Das Wesentliche dieser Auffassung von Sexualität hat ein junger Lehrer auf einer kleinen Insel im Indischen Ozean nach einem Kurzseminar auf die Formel gebracht: »La sexualité traduit en geste les sentiments qui sont en même temps les valeurs. C'est cette parfaite harmonie entre le physique et l'émotionel qui mène au bonheur.« Frei übersetzt: Die Sexualität bringt die Gefühle, die zugleich die Werte (in einer Beziehung) darstellen, körpersprachlich zum Ausdruck, und die vollkommene Übereinstimmung zwischen dem körperlichen und dem gefühlsmäßigen Geschehen ist das, was das Glück ausmacht.

Diese Sichtweise und gleichzeitig Sinngebung kontrastiert mit Auffassungen, die den Sinn der Sexualität immer noch mehr oder weniger ausschließlich in ihrer Fortpflanzungsfunktion sehen oder diese zumindest höher bewerten oder zum entscheidenden Kriterium machen. Es wurde bereits festgestellt, daß in der zeitlichen Reihenfolge der Entwicklung die Fähigkeiten zur sexuellen Kommunikation denen zur sexuellen Reproduktion vorausgehen und sie auch im biologischen oder faktischen Sinn überdauern. Ebenso, daß es unmöglich ist, nicht zu kommunizieren, die Kommunikationsfunktion daher eine zwangsläufig gegebene, die Fortpflanzungsfunktion eine mögliche Aufgabe menschlicher Sexualität darstellt. Man kann sich entscheiden, ob und wie viele Kinder gewollt und verantwortet werden können und ob man die an sich bereits zeitlich und zahlenmäßig begrenzte Fortpflanzungsfähigkeit noch weiter einschränken oder ganz außer Kraft setzen will. Man hat aber keine Wahl, ob man die Kommunikationsfunktion der Sexualität ausüben möchte oder nicht, sie läßt sich nicht abschalten, selbst wenn man lebenslang auf Geschlechtsverkehr oder engere Körperkontakte verzichten würde. Als Verleiblichung der Beziehung oder »Menschwerdung« der Liebe ist die sexuelle Kommunikation nicht nur von Anfang an ein entscheidender Faktor der gesamten psychologischen und physiologischen Persönlichkeitsentwicklung, sondern wird auch zum tragenden Fundament und damit in einem über die biologische Ebene hinausgehenden, erweiterten Sinn nochmals zur Voraussetzung einer menschlich verantwortbaren Fortpflanzung. Hilft sie doch mit, gerade jene Werte und Eigenschaften zu entwickeln und zu erhalten, die auch den Kern der Elternfähigkeit, das Fundament stabiler und tragfähiger Beziehungen zwischen Eltern und Kindern und damit die Beschaffenheit der Familienatmosphäre ausmachen, also die Summe dessen, was Kinder vom Moment der Empfängnis an zum Leben und Gedeihen brauchen.

Sinnvollerweise dürfte sich die Fortpflanzungsfunktion der Sexualität daher nur innerhalb ihrer Kommunikationsfunktion, nur in sie eingebettet verwirklichen. Damit sollten die Akzente richtig gesetzt, aber zugleich auf die Zusammenhänge zwischen beiden Funktionen hingewiesen werden. Getragen von der Kommunikationsfunktion kann die Fortpflanzung auch zu deren letzter Erfüllung werden, zur Verleiblichung der Beziehung im Kind, zur Menschwerdung des Wortes nicht nur im körpersprachlichen Ausdruck, sondern auch in der leiblichen Zeugung. Was die Beziehung bezeugt, kann auch neues Leben zeugen, wörtlich und ebenso im übertragenen Sinn. Kinderlose Beziehungen brauchen deswegen nicht unfruchtbare Beziehungen zu sein. Während jedoch die Bedeutung des Kindes als verleiblichter elterlicher Liebe für viele eine geläufige Denkweise darstellt, wurde die nötige Voraussetzung hierzu zu wenig oder gar nicht bedacht und begriffen, daß nämlich die sexuelle Begegnung an sich bereits diese Bedeutung haben muß, soll sie auch dem eventuell aus ihr entstehenden Kind zukommen. Eine verbreitete Gleichsetzung von geschlechtlicher Vereinigung und Zeugung geht bekanntlich an der biologischen Wirklichkeit vorbei: Befruchtung erfolgt Stunden bis etliche Tage nach dem Geschlechtsverkehr und läßt sich weder unmittelbar feststellen noch mit Sicherheit einer bestimmten geschlechtlichen Vereinigung zuordnen. Bewußt zu gestalten und zu erleben ist nur die sexuelle Begegnung, nicht die Zeugung selbst, die ihrerseits wieder ein über viele Stunden ausgedehnter Prozeß vom Eindringen des Spermienkopfes in die Eizelle bis zur Verschmelzung der Erbmassen und den ersten Zellteilungen und kein Ereignis eines bestimmten Momentes ist (Knobil 1988).

Innerhalb eines dualistisch geprägten, im Grunde leibfeindlichen Menschenbildes werden zudem Liebe und der aus ihr entspringende Wunsch nach dem Kind vorwiegend oder ausschließlich geistig verstanden. Die notwendige geschlechtliche Vereinigung erhält die Bedeutung eines mehr oder weniger isolierten Mittels zum Zweck, im Extremfall eines unvermeidlichen Übels. In ganzheitlicher, menschengerechter Sicht wird die leib-geistige Vereinigung der sexuellen Kommunikation als Verkörperung der für Eltern und Kinder gleichermaßen lebensnotwendigen Grundbedürfnisse und Werte, als Antwort innerhalb der elterlichen und Antwort auf die elterliche Beziehung sinnvollerweise gleichzeitig auch zum Ort der biologischen Zeugung. Diese selbst ist dann zumindest unter dem grundlegenden kommunikativen Aspekt eine verantwortete und im vollen Sinn menschliche, nicht nur biologische, Weitergabe des Lebens.

»Ich liebe mich so wie du dich«

Eine Anekdote will wissen, daß ein Sänger die ersten Verse des von Ludwig van Beethoven vertonten Textes »Ich liebe dich so wie du mich, am Abend und am Morgen, noch war kein Tag, wo du und ich nicht teilten unsre Sorgen...« absichtlich ungekehrt vorgetragen habe: »Ich liebe mich so wie du dich«, und niemand soll es bemerkt haben.

Wo diese unterschwellig offensichtlich annehmbare »Eigenliebe« aber bewußt wird, taucht auch sogleich der moralische Appell auf, Liebe müsse möglichst selbstlos sein, ja wahre Liebe sei nur aufs Geben bedacht und dort verwirklicht, wo man selbst nichts bekomme. Eigenliebe sei mit Egoismus gleichzusetzen und abzulehnen. Diese Überzeugung kann tief verwurzelt sein trotz des christlichen Liebesgebotes, das wohl wissend im »Liebe deinen Nächsten wie dich selbst« die Selbstliebe zum höchst anspruchsvollen Maßstab für die Nächstenliebe macht. Auch trotz der Erkenntnisse der Entwicklungspsychologie, daß Beziehungsfähigkeit notwendigerweise auch die Beziehung zu sich selbst einschließt. Wer sich selbst nicht annehmen und gelten lassen kann, von Anfang an oder weil er die Achtung vor sich selbst verloren hat, mit sich selbst überwiegend unzufrieden, zu sich selbst nicht gut ist, sich selbst nicht verzeiht, kurz, wer sich selbst nicht lieben kann, hat es auch und erst recht mit der Liebe zum anderen und mit der Liebe des anderen schwer. Von seinem eigenen Wert nicht überzeugt, kann er sich nicht voll und frei in die Beziehung einbringen. Er kann sehr leicht verletzlich, kränkbar, mißtrauisch und eifersüchtig reagieren und dadurch ein schwieriger Gesprächspartner sein. Mit der Zeit werden, um mögliche Kränkungen oder Auseinandersetzungen zu vermeiden, die Gespräche selbst vermieden. Gleichzeitig wird der Partner durch überhöhte Ansprüche verkannt und überfordert.

Fehlendes Selbstbewußtsein und Selbstvertrauen, mangelnde Selbstachtung und Liebe zu sich selbst wirken sich aber auch im körpersprachlichen Bereich aus. Wie soll z. B. Nacktheit als Freiheit füreinander, als Ausdruck des Sich-nicht-voreinander-Schämens, der unverstellten Echtheit und des vollen Vertrauens verstanden werden, wie soll sie Bewunderung, Verlangen, Ansehen herausfordern und die Erfahrung von Geltung, von Beachtet- und Begehrtwerden vermitteln, wenn die Überzeugung von der vermeintlichen eigenen Minderwertigkeit, Unansehnlichkeit, vom Nicht-liebenswert-Sein diese Nacktheit von vornherein verhindert oder schwer belastet? Sobald die eigenen Hemmungen, der Widerwillen, sich selbst anzusehen oder anzugreifen, dazu führen, sich auch dem Partner nicht zu zeigen, sich von ihm nicht ansehen und berühren zu lassen, kann auch die sexuelle Zwiesprache in ihrer heilenden Wirkung nicht zum Tragen kommen. Wenn zudem auf Grund von Erziehung, Erfahrung oder falsch verstandener Religiosität aus der Not der eigenen Hemmungen eine Tugend der Schamhaftigkeit und eine Prinzipienfrage gemacht wird, weil der eigentliche Hintergrund nicht erkannt und dem Partner offenbart werden kann, oder wenn dieser das Verhalten als persönliche Ablehnung, Vertrauensmangel und Zurückweisung oder Vorwurf interpretiert, ohne daß darüber gesprochen wird, entstehen zusätzliche Konflikte.

Als Körpersprache verstanden, hängt die Freiheit des Ausdrucks hingegen nicht primär von möglichst statischer Schönheit, von körperlicher, gesundheits- und altersabhängiger Unversehrtheit und Makellosigkeit, sondern von der inneren oder dynamischen Schönheit ab, die aus der Echtheit des Ausdruckes, der Vitalität und Tiefe der Beziehung kommt und über die letztlich der Partner mitentscheidet. Aber auch für die gesamte übrige sexuelle Kommunikation, sogar für die genitalen Funktionen ist der so verstandene »Egoismus« unerläßlich. Nur ein starkes Ego kann den Umgang mit Aggression und Macht im Spannungsfeld zwischen hemmungsloser Gewalt und Impotenz, zwischen Unersättlichkeit und Verweigerung meistern. Und nur ein starkes Ich kann beiden Geschlechtern gestatten, um der Hingabe- und Orgasmusfähigkeit willen auf alle Kontrollen und Hemmungen zu verzichten. Deswegen betonen Masters und Johnson (1970; Kolodny 1979) diesen Egoismus als Voraussetzung des eigenen Lusterlebens und sexueller Zufriedenheit. Statt sich für Zufriedenheit und Orgasmus des Partners allein verantwortlich zu fühlen und sich umgekehrt die eigene sexuelle Erfüllung ausschließlich von ihm zu erwarten, sich also gegenseitig unter Druck zu setzen, soll sich primär jeder für sich selbst verantwortlich fühlen. Was in der sexuellen Begegnung gewünscht und verwirklicht wird, soll nicht nur für den anderen oder um bei ihm etwas zu bewirken, sondern in erster Linie »für sich selbst« nach eigener Lust und Liebe geschehen. Paradoxerweise – oder eigentlich ganz folgerichtig – können sich beide gerade dadurch reicher beschenken und zu ihrer Erfüllung bringen.

Ein gewisses Maß an »Egoismus« ist also nicht nur zulässig, sondern notwendig, um sich als selbständiger Partner in eine Beziehung einbringen und in ihr abgrenzen zu können (vgl. Willi 1975; Schellenbaum 1986). Von dieser Ich-Stärke hängt aber auch die Feinfühligkeit, Genußfähigkeit und lebensbejahende Grundeinstellung ab, die auch dem Partner zukommen läßt, was man selbst zu schätzen weiß, und die gerade deshalb auch Verzichten und Selbstlosigkeit üben kann, wo die Beziehung es verlangt. So gesehen sind Selbstliebe und Selbstlosigkeit, Genuß- und Verzichtfähigkeit zwei Seiten derselben Münze, sie bedingen sich gegenseitig. Es versteht sich von selbst, daß jeder in seiner Lebenswirklichkeit mit seinem individuellen Maß an Selbstbewußtsein und Minderwertigkeitsgefühlen, Selbstannahme und -ablehnung, Egoismus und Altruismus zurechtkommen und den Lernprozeß einer Gratwanderung zwischen zu wenig und zu viel, zwischen Not-wendigem und Not-verursachendem Egoismus auf sich nehmen muß. So sollte der Text des Liedes eigentlich heißen: »Ich liebe dich so sehr wie mich...« – aber wer kann das von sich behaupten?

Der Sinn in der Sinnlichkeit

Die für den Menschen entscheidend wichtige Frage ist immer die Frage nach dem Sinn. Welchen Sinn hat das Leben, welchen Sinn kann man seinem Schicksal geben oder abgewinnen? Nichts ist schwerer zu ertragen als Sinnlosigkeit, nichts verleiht mehr Kräfte als Sinngebung und Sinnfindung. Viktor Frankl (1981) hat diese menschliche Grunderfahrung zum Zentrum seiner Psychotherapie gemacht. Die psychosomatische Medizin ist sich der gesund- und krankmachenden Auswirkungen der Bedeutungserteilung, also der Sinngebung bewußt und hat gelernt, auch wieder nach dem Sinn des Symptoms und der Krankheit zu fragen. Dies alles hat selbstverständlich auch im sexuellen Bereich volle Gültigkeit. Auch hier geht es – und ging es bei allen bisherigen Ausführungen – letztlich immer um die Beantwortung der Frage nach dem Sinn, nach der Be-Deutung, wobei im allgemeinen Sprachgebrauch oft nicht in wünschenswerter Weise zwischen Sinn und Zweck unterschieden wird.

Hier wurde der Sinn in der Sinnlichkeit und in der von ihr getragenen Sexualität primär im körpersprachlichen Ausdrucks- und Mitteilungscharakter gesucht und gefunden, in ihrer Kommunikationsfunktion, und wurden dementsprechend zwei Aufgaben menschlicher Sexualität unterschieden: Sprachorgan im zwischenmenschlichen Bereich, Beziehungssprache zu sein und der Fortpflanzung zu dienen. Die erste Aufgabe erfüllt sich in nicht-genitaler und genitaler Weise während des gesamten Lebens, die zweite nur in genitaler Weise, also nur im Bereich der Geschlechts- und Fortpflanzungsorgane und nur während des Fortpflanzungsalters.

Zur Erfüllung der ersten Aufgabe verfügt menschliche Sexualität, im weiten Sinn verstanden, über unendliche Abstufungen unterschiedlich intensiver und umfassender, auf die jeweilige Beziehung abstimmbarer Ausdrucksmöglichkeiten, von der Kontaktaufnahme durch einen scheuen Blick auf Distanz bis zur geschlechtlichen Vereinigung als Form intensivster Zärtlichkeit. In unserer Kultur ist dieser weite Bereich leiblich-sinnlicher Begegnungsmöglichkeiten der nicht-genitalen Sexualität weithin noch unterentwickelt und ungepflegt. Es herrschen Berührungsängste und Kontaktscheu. Das durchschnittliche Verhalten scheint eher einem Alles-oder-nichts-Gesetz als einer unerschöpflichen Vielfalt von Ausdrucksmöglichkeiten zu entsprechen: Zwischen Berührungslosigkeit und genitaler Sexualität fehlt der Übergang. Dabei läge hier nicht nur ein weites Vorfeld zur Einübung in Partnerschaft, sondern könnte der mitmenschliche Umgang ganz allgemein taktvoller (vom lateinischen tactus = Berührung), feinfühliger, zärtlicher, angstfreier und tröstlicher, weniger aggressiv, freundlicher und friedlicher und damit freier sein, wenn die Menschen mehr miteinander »in Berührung kämen«, mehr Berührungspunkte hätten, mehr »voneinander halten« würden.

Die zweite Aufgabe unterliegt tatsächlich einem Alles-oder-nichts-Gesetz, es gibt keine Übergänge zwischen nicht schwanger oder schwanger. Gleichzeitig setzt sie im Interesse und zum Wohl des Kindes bereits stabile Beziehungen voraus, will man außer Streit stehende Erkenntnisse der Entwicklungspsychologie ernst nehmen und nicht in einer biologistischen Auffassung von Fortpflanzung steckenbleiben. Aus der Verknüpfung beider Aufgaben menschlicher Sexualität wurde die partnerschaftliche Notwendigkeit, nicht nur Zulässigkeit von Empfängnisregelung bzw. Empfängsnisverhütung abgeleitet. Diese partnerschaftliche und beziehungsorientierte, sozusagen innere Notwendigkeit von Familienplanung kommt zu den bisherigen äußeren Notwendigkeiten dazu: zur globalen Aufgabe der Stabilisierung der Weltbevölkerung und zur individuellen Aufgabe jedes Paares, die ihm gesetzten Grenzen der Familiengröße einhalten zu müssen. Dabei ermöglicht dasselbe Wissen um die biologischen Vorgänge der Fortpflanzung sowohl bewußtes Anstreben von Zeugung als auch deren Verhinderung. Die nötige Angstfreiheit, Kontinuität und Spontaneität des sexuellen Ausdrucks als leiblicher Zwiesprache, die das Leben der Beziehung erhält und eben dadurch die aus der Sicht des Kindes unerläßlichen Voraussetzungen zur Zeugung schafft, werden überhaupt erst durch die Anwendung annehmbarer Empfängnisverhütungsmethoden ermöglicht. Die erforderliche Annehmbarkeit ergibt sich dabei aus dem Vertrauen in die Sicherheit einer Methode, dem Wissen um ihre nur begrenzte, reversible oder endgültige Wirkungsweise und um ihre gesundheitliche Unschädlichkeit. Sie hängt des weiteren vom Grad der Beeinträchtigung oder Störung des sexuellen Ausdruckes, der praktischen Handhabbarkeit und nicht zuletzt von den gefühlsmäßigen, ästhetischen, moralischen und religiösen Einstellungen bzw. Ansprüchen des Paares ab. Diese Annehmbarkeit stellt das entscheidende Kriterium bei der Wahl von Verhütungsmethoden dar, setzt dazu eingehende Gespräche zwischen den Partnern voraus und macht auch verständlich, daß die meisten Paare zu verschiedenen Zeiten ihrer Beziehung, d.h. ihres sexuellen Lebens, der äußeren Umstände, der Familiengröße, natürlichen Fruchtbarkeit usw. auch verschiedene Methoden für geeignet bzw. noch am ehesten annehmbar halten.

Was sich also im konkreten einzelnen Geschlechtsakt ausschließt, nämlich Empfängnis anzustreben oder zu verhindern, ist im Verlauf der Partnerschaft kein Gegensatz, kein grundsätzliches »Entweder-Oder«, sondern bedingt sich gegenseitig. Sobald die statische Betrachtungsweise durch eine dynamische ergänzt und der Gesamtprozeß, nicht nur eine einzelne Momentaufnahme betrachtet wird, sind Empfängnisbereitschaft und Empfängnisverhütung keine sich ausschließenden Gegenpole, sondern wiederum die zwei Seiten derselben Medaille, die sich gegenseitig sinnvoll ergänzen.

Neben dieser Sinngebung menschlicher Sexualität als Werkzeug der Kommunikation, konkret als Verleiblichung oder Menschwerdung von Liebe, und der in sie eingebetteten Fortpflanzung gibt es bekanntlich andere Deutungen, welche auch die Vermittlung und Erfahrung von Lust als eigenständigen »Sinn und Zweck« ansehen (z.B. Ell 1972; Money 1975; Kentler 1982; Bartholomäus 1987) bzw. verschiedene weitere Aspekte wie Identitätsfindung und Vermittlung von Nähe und Gemeinschaft (Bartholomäus 1987, 1988) anführen. Angesichts der buchstäblich lebens- und überlebensnotwendigen Bedeutung von Kommunikation auf der einen und den Störungen sexuellen Lusterlebens auf der anderen Seite wird hier Lusterfahrung als Folge von Sinnerfüllung und nicht als eigenständiger Sinn in sich selbst verstanden. Das deckt sich mit Aussagen von Viktor Frankl (1986), der Lust »in Wirklichkeit eine Wirkung, eine Nebenwirkung« nennt, »die sich von selbst einstellt ... wann immer wir uns liebend einem anderen oder dienend einer Sache hingeben«. Schon an der Mutterbrust hängt die Lust des Säuglings von der Beziehung ab: Er kann es sich schmecken lassen oder die Nahrung verweigern bzw. wieder ausspeien, trotz Hungers. Bereits hier kommt zum lebenswichtigen Nahrungstrieb das für die endgültige Lustqualität entscheidende Moment der Beziehung hinzu. Auch der Beziehungshunger, der Hunger nach ebenso lebensnotwendiger affektiver Zufuhr, will gesättigt werden, wie es im umfassenden Begriff des Stillens zum Ausdruck kommt. Ebensowenig können Lust und Fortpflanzung gleichrangig je für sich betrachtet werden: Lust kommt auch dem Fortpflanzungsaspekt zu.

Der in der Pubertät voll erwachende Geschlechtstrieb ist von vornherein in bezug auf die Fortpflanzungsfunktion für den einzelnen kein lebenswichtiger Trieb, wohl aber bezogen auf die Kommunikationsfunktion. Man kann leben, ohne Kinder zu zeugen, auch ohne Geschlechtsverkehr auszuüben, man kann aber nicht ohne sinnenhaften Kontakt in Beziehungen leben. Und auch die Sexualität als im weitesten Sinn Verkörperung und gleichzeitig wechselseitige Erfüllung menschlicher Grundbedürfnisse bezieht ihren jeweiligen Sinngehalt aus dem Maß an Übereinstimmung zwischen Beziehungswirklichkeit und körpersprachlicher Botschaft. Das trifft allgemein zu, wenn etwa Menschen, deren Beziehung zueinander gestört ist, sich aus dem Wege gehen, um nicht einmal auf der körpersprachlichen Ebene Begegnungen vollziehen zu müssen, die ihrer Beziehungswirklichkeit nicht entsprechen. Der dann unvermeidliche Händedruck, die Umarmung oder der Kuß zur Begrüßung wird als unecht, künstlich und daher unpassend empfunden. Man hat keine »Lust«, sich zu begegnen. Dieselbe Geste, die mit einem geliebten Menschen höchst lustvoll erlebt würde, bleibt lustlos oder bereitet Unlust. Erst recht gilt dies im Bereich intimer und geschlechtlicher Beziehungen, wo den tiefsten Sehnsüchten auch die intensivsten Ausdrucksformen entsprechen und Sinneslust auch Lust am Sinn sein will oder ebenfalls »vergehen kann«, wenn die Beziehung nicht stimmt.

Mangelndes oder fehlendes sexuelles Interesse, Störungen der Empfindungsfähigkeit und der sexuellen Potenz bis hin zu den Vollbildern sexueller Funktionsstörungen können hier ihre eigentliche oder zumindest eine wesentliche Ursache haben. Sie können geradezu zum körpersprachlich-stimmigen Ausdruck für die Beziehungsprobleme werden. Der Sinngehalt der sexuellen Körpersprache und mit ihm die Qualität der Lusterfahrung hängen also vom

Wahrheitsgehalt der Botschaft ab. Körpersprachlicher Ausdruck als Wort in der Beziehung, als Erfüllung der hier gesuchten Grundwerte, ist wegen der Unverzichtbarkeit dieser Grundbedürfnisse immer zugleich auch Antwort und damit Verantwortung.

Was eigentlich gesucht wird, ist Annahme, Geltung, Geborgenheit usw. im doppelten Sinn des Gebens und Erhaltens, als eine Mischung aus »Ich brauche dich, um von dir geliebt zu werden« und »Ich brauche dich, um dich zu lieben«. Vordergründig mag es so aussehen, als würde nur »Sex« gesucht, doch der Schein trügt. Deswegen nehmen, allgemein gesprochen, nicht die reifsten und liebesfähigsten unter den Jugendlichen als erste den Geschlechtsverkehr auf, sondern die Liebeshungrigen und besonders Liebesbedürftigen, sozusagen die seit der Mutterbrust nicht Sattgewordenen. Es wurde ausführlich von dieser Sehnsucht oder Suche nach dem verlorengegangenen Paradies gesprochen. Die ganze Hoffnung richtet sich im Grunde darauf, daß die Botschaft stimmen möge, daß sie Antwort und gültiges Versprechen sei, auch wenn dies keineswegs bewußt zu sein braucht.

Sehr häufig handelt es sich bei früh aufgenommenen Geschlechtsbeziehungen Jugendlicher tatsächlich um den Versuch, Nestwärme nachzuholen, wieder an eine »Mutterbrust« zurückzukehren. Scheinbar ist ja, wonach man sich sehnt, in überwältigender Weise in der genitalen Sexualität zu finden. Dieser Versuch muß auch nicht unbedingt zum Scheitern verurteilt sein, da Inhalt und leiblicher Ausdruck sich gegenseitig verstärken und der persönlichen (Nach-)Reifung dienen können. Der Trugschluß besteht meist in der Verwechslung von Ausdruck und Inhalt. Die Mühen des notwendigen Reifungsprozesses, um beziehungsfreudig, selbständig, partner- und liebesfähig zu werden, lassen sich nicht durch die vorweggenommene Verleiblichung eines noch nicht entsprechend gewachsenen Inhaltes ersetzen oder überspringen. Dieses Heranwachsen von Beziehungsinhalten wie Verstehen, Vertrauen, Offenheit, Gemeinsamkeit, Eigenständigkeit usw. braucht Zeit, um reifen zu können, eine Zeit, die durch die voreilige Aufnahme des Geschlechtsverkehrs verkürzt wird. Ohne ausreichenden Inhalt gelebt, kann jedoch die geschlechtliche Begegnung statt zur intensiven Kommunikation zum Gesprächsersatz werden, geradezu Kommunikation und damit echte Beziehung verhindern. Die Gefahr ist groß, daß dabei entweder beide leer ausgehen oder einer der Partner in die Rolle der selbstlosen, keine eigenen Ansprüche stellenden »Mutter« oder des idealisierten Vaters gerät, die Beziehung daher einseitig, ungleichgewichtig und höchst problematisch wird. In dieser Rolle dient er primär als »Entwicklungshelfer«, der überflüssig wird, sobald der andere selbständig geworden ist, wozu er sich ja von Vater und Mutter ablösen muß. Bei diesem Prozeß entscheidet sich, ob dazu die Beziehung oder die Abhängigkeit gelöst wird, also echte Partnerschaft wachsen kann.

Auch die Sprache weist auf das Problem der Echtheit von Inhalt und Ausdruck hin, indem sie mit demselben Wort »Versprechen« sowohl die positive Zusage als auch die Fehlleistung, den Versprecher, bezeichnet. Tatsächlich kann eine von der körpersprachlichen Botschaft isoliert gelebte Sexualität oder eine, die sich ihrer Aussagen gar nicht bewußt ist, auch bewußt nichts versprechen. Trotzdem kann sie vom Partner unbewußt doch »beim Wort genommen« werden. Damit ist die nächste Ent-Täuschung vorprogrammiert und die Erfahrung von Sinnlosigkeit auf die Dauer unvermeidbar, es sei denn, das Problem wird bewußt zu meistern versucht. Mit dieser Sichtweise wird die zweifellos gewichtige und für begrenzte Zeit auch ausreichend sinnvermittelnde, körperlich-geschlechtliche Lust keineswegs vergessen oder verleugnet. Sie wird aber von der Lust schlechthin zu einem Teil der Lust und bildet erst zusammen mit der »Beziehungslust« des psychischen und emotionalen Bereiches die ganzheitlich-psychosomatische, im Vollsinn menschliche Lust.

Durch das Bewußtmachen ihrer kommunikativen Bedeutung erhält somit nicht nur die sexuelle Begegnung eine neue Dimension, sondern auch die sexuelle Lust und der sogenannte Geschlechtstrieb. Er wird um den Aspekt des Antriebs auf Beziehung erweitert, wird wesentlich auch zu einem Kommunikationstrieb, zu einem Begegnungstrieb. Sogar in der wohl am wenigsten Kommunikation verwirklichenden einsamen Selbstbefriedigung können Reste von Beziehung erhalten sein, sei es durch einen phantasierten Partner oder indem der eigene Geschlechtsteil gewissermaßen personifiziert und zu einer Art Partner, einer Art tröstlichem Visavis wird. Wiederum lassen sich körperlich betonter Geschlechtstrieb und psychisch akzentuierter Begegnungs- oder Beziehungstrieb nur theoretisch, nicht aber praktisch voneinander trennen. Da sich jedoch, wie jeder erlebt, Wünsche und Bedürfnisse auf der körperlichen und auf der Beziehungsebene auch entgegenstehen können, ist die tatsächlich erlebte Lust oder Unlust nicht nur grundsätzlich ein Ergebnis der Ausgewogenheit und Stimmigkeit beider Ebenen, sondern häufig auch das Resultat von »Verhandlungen zwischen Geschlechtstrieb und Beziehungstrieb«, ein Kompromiß aus Erfüllung und Versagung, eine Entscheidung für den höher eingeschätzten Wert. Dabei bestätigt der Erlebnisunterschied zwischen einer mehr oder weniger unpersönlichen Triebbefriedigung und einer bewußten personalen geschlechtlichen Begegnung die Gültigkeit des Satzes vom Besseren als dem Feind des Guten. Durch seine Grundbedürfnisse ist der Mensch auf dieses Bessere hin ausgerichtet, er sollte sich nicht vorschnell zufriedengeben. Dabei können sich bei Übereinstimmung von Ausdruck und Inhalt alle persönlichen Vorlieben, alle luststeigernden Verfeinerungen des Liebesspieles voll entfalten, während umgekehrt die ausgeklügeltsten Techniken und »Stellungen« den grundsätzlichen Mangel an »Einstellung« nicht auszugleichen vermögen.

Schließlich kann die bewußt angestrebte Zeugung noch eine zusätzliche Dimension der Lust erlebbar machen: die Lust an der eigenen und gemeinsamen schöpferischen Kraft, am Eltern-Werden. Dieses überwältigende Geschehen bewußt zu erleben wird für Eltern und Kind weiterwirken.

Die Suche nach dem Sinn in der Sinnlichkeit verlangt zwangsläufig das Überdenken selbstverständlich gewordener, »eingefahrener« Begriffe. Statt nach dem äußeren Schein zu urteilen, statt aus dem Vordergründig-Faktischen zu bewerten und zu definieren, müßte die Benennung aus dem inneren Sinn, aus dem Wesentlichen kommen. Das ist freilich eine nur individuell zugängliche, oft genug unlösbare, sicher nicht über einwandfrei faßbare Tatbestände zu bewältigende Aufgabe. Wie im Zusammenhang mit dem Wissen über Sexualität bereits angesprochen, wird ohne Zweifel auch hier viel scheinbare Einfachheit, Eindeutigkeit, Klarheit und Sicherheit einer statisch-faktischen Weltanschauung gegen die mit einer dynamischen Betrachtungsweise verbundene Unschärfe, Vielschichtigkeit und Vieldeutigkeit, gegen ein Netzwerk hintergründiger Faktoren, ursächlicher Wechselwirkungen, Verkettungen, fließender Grenzen und zu erforschender Bedeutungen eingetauscht. Dadurch müssen auch Absolutheits- und Endgültigkeitsansprüche für Relativität und Vorläufigkeit hingegeben und »Entweder-oder-Standpunkte« durch »Sowohl-als-auch-Denken« ersetzt werden und gibt es vor allem in Beziehungen keine eindeutig und allein Schuldigen oder Unschuldigen mehr. Das einzige, was zugunsten dieses offensichtlich unvorteilhaften Tauschgeschäftes ins Treffen geführt werden kann, ist, daß es der Lebenswirklichkeit entspricht. Die dynamische Sichtweise schafft ja die genannten Probleme nicht, sie zeigt ihr Vorhandensein auf, sie spiegelt das Leben wider. Sie zerstört die vordergründig oberflächliche Illusion und den Wunsch nach Eindeutigkeit und gewinnt dadurch Hintergrund und Tiefe. Sie versucht, zwischen Schein und Sein zu unterscheiden, und eröffnet damit neue Möglichkeiten. Indem sie wenigstens im privaten und intimen Beziehungsbereich der subjektiven Bedeutung des Geschehens Vorrang vor dem objektiven Tatbestand gibt, sofern beide voneinander abweichen, kommt sie der Wirklichkeit und deren inneren Gesetzen näher als Gesetzbücher und Paragraphen, die von außen urteilen müssen. Mit der Unterscheidung von innerem und äußerem Tatbestand und der Frage nach deren Übereinstimmung kann das Geschehene seine Bedeutung ändern, verlieren oder neu gewinnen. Auf diese Weise kann noch Hoffnung zu finden sein, wo die reinen Tatsachen keine mehr ließen, oder umgekehrt auch ohne äußeren Tatbestand ein Problem bestehen.

In diesem Sinn wäre schon beim Begriff »Ehe« nach dem vollen Ja zueinander und nicht nur nach dem Trauschein zu fragen, müßten die Kriterien von Treue – nur im Sexuellen? –, von Ehebruch und Seitensprung – nur durch Geschlechtsverkehr? –, von Vergewaltigung – nur außerhalb der Ehe? –, von Hochzeitsnacht – nur einmal möglich? –, von Perversion – auch unter Liebenden? – durchdacht und neu bewertet werden. Haltung und Einstellung müßten gegenüber einzelnen Ereignissen entsprechendes Gewicht bekommen, und die vielen Schritte des ganzen Weges dürften nicht unbesehen wegen eines Fehltrittes entwertet sein. Damit soll nicht zur Leichtfertigkeit ermuntert werden. Das wäre auch weithin gar nicht nötig, erst recht nicht zielführend. Es soll im Gegenteil und zum Schutz von Partnern und Beziehung auf die entscheidende Bedeutung des inneren Tatbestandes hingewiesen, jedoch vor Über- und Fehlinterpretationen der vordergründigen Fakten gewarnt werden. Nur in Verbindung mit dem inneren Tatbestand können sie als Symptom oder sogar Ausdruck der Beziehungswirklichkeit zum eigentlichen Problem hinführen und zum Anlaß für Verbesserung und Vertiefung oder auch Beendigung der Beziehung werden. Gerade das »Vergehen« kann zum eigentlichen Weg zurückführen oder neue, gangbare Wege finden lassen, es kann natürlich auch bloß in die Irre führen.

Nicht zufällig bleibt bis zuletzt die Frage nach der Liebe, nach Inhalt und Bedeutung jenes Wortes, das bisher mit Absicht nur spärlich verwendet wurde. Keine Angst, die Frage wird nicht beantwortet werden. Es ist allerdings auch nicht möglich, nach dem Sinn in der Sinnlichkeit zu suchen, ohne auf die Liebe zu stoßen. Sie hat als das entscheidende Element den Charakter der frühesten Beziehungen geprägt und steht damit an der Wurzel menschlicher Grundbedürfnisse, deren Inhalt, Ziel und Erfüllung sie bleibt. Deshalb wurde sie auch als Sorge um die gegenseitige Erfüllung dieser Grundbedürfnisse umschrieben. Sie bestimmt das Vorzeichen auf der Beziehungsebene und definiert dadurch die Bedeutung körpersprachlicher Kommunikation. Sie entscheidet also grundsätzlich über Sinn und Unsinn leiblich-sinnlichen Ausdrucks und ist dadurch gleichzeitig dessen Maßstab und Norm. Sie ersetzt die Frage nach erlaubt oder verboten durch die tiefergehende und ausschlaggebendere nach liebevoll oder lieblos und setzt damit letztgültige Kriterien.

Somit war die durch alle Kapitel sich hindurchziehende Suche nach dem Sinn eigentlich auch immer schon die Frage nach der Liebe. Doch die läßt sich bei allem, was die Wissenschaft über ihre unbewußt bleibenden oder bewußt werdenden Hintergründe und Bedingtheiten, über Triebstrukturen, frühkindliche Prägungen, Projektions- und Auslösemechanismen, über psychische Prozesse oder deren körperliche Entsprechungen usw. auszusagen weiß, nicht fassen. Sie bleibt un-faßbar, frei und geheimnisvoll, unbegreiflich und unberechenbar, überwältigend; ein Elementarereignis, ein unverdienbares Geschenk, ein nicht durchsetzbarer Anspruch und ein nicht einklagbares Recht; ein unerschöpflicher Reichtum und eine unstillbare Sehnsucht. Sie ist die Kraft, welche die Welt bewegt, und gleichzeitig, wie es das Volkslied weiß, so zart und zerbrechlich wie eine Seifenblase. Und doch ist sie mit E. Fromm (1973) zugleich eine Kunst, die erlernt und geübt werden muß; auch eine Entscheidung und Aufgabe, ein lebenslanges Werk und – was die Frage nach dem Sinn in der Sinnlichkeit betrifft – des Rätsels Lösung.

Zu schön, um wahr zu sein?

Mit den Worten eines Märchens und mit den Bildern dieses Märchens vom Froschkönig haben unsere Überlegungen begonnen. Angesichts der selbst immer wieder erlebten Spannung zwischen Wunsch und Wirklichkeit, zwischen Hoffnung und Erfahrung könnte es sein, daß nun, am Ende dieses Buches, sich wiederum für manche ein Eindruck von »märchenhaft« einstellt. Sieht doch die persönliche Erfahrung für viele oft ganz anders aus. Da ist von sexueller »Kommunikation« und von Sexualität als verkörperter Beziehung, von Harmonie zwischen dem körperlich-geschlechtlichen Geschehen und dem Gefühls- und beziehungsmäßigen Hintergrund nichts oder nicht viel zu spüren. Da kann sexuelles Erleben alles andere als die Erfüllung und leibhaftige Verwirklichung menschlicher Grundbedürfnisse und Sehnsüchte sein und ein resignierendes Abtun dieser Sichtweise naheliegen: Das wäre zwar märchenhaft schön, wenn es so etwas gäbe, aber verglichen mit der Alltagsrealität ist dieses Bild viel zu ideal, schlimmer noch, viel zu idealistisch gezeichnet: »Früher hätte ich wahrscheinlich zugestimmt, aber jetzt bin ich ent-romantisiert.« Andere formulieren noch schärfer, daß eine derartige »Überfrachtung« der Sexualität mit hohen Idealen nur zu Enttäuschung und Scheitern und den damit verbundenen Gefühlen des Versagens und Schuldigwerdens führen kann.

Aber was heißt eigentlich »ideal« und woher kommen die Ideale, um die es hier geht? Der Wort-Sinn ist allgemein geläufig: »mustergültig, vorbildlich, vollkommen«, aber eben auch »nur in der Vorstellung existierend«. Der Wort-Stamm ist es vielleicht schon weniger: Ideal (und ebenso idyllisch) leitet sich von »Idee« her, der griechischen »idêa« als dem in der Philosophie Platons ewig unveränderlichen Wesen und Urbild der Dinge jenseits ihres trügerischen Erscheinungsbildes. Dahinter steht als Wurzel das griechische Verbum »idein«: sehen, erkennen, wissen (Duden, Herkunftswörterbuch 1963). Ideale haben also dem Wortstamm nach mit Wissen und Erkennen zu tun, im konkreten Fall mit dem inneren Wissen um unsere Grundbedürfnisse. Hier finden sich tatsächlich Leit- und Wunschbilder, aber nicht bloß willkürlich anerzogene, von außen aufgepfropfte oder aufgezwungene, sondern von innen, von uns selbst kommende. Wenn also das Ergebnis unseres Nachdenkens »ideal« anmutet, so geht es jedenfalls um unsere eigenen Vor-Bilder und Sehnsüchte. Bleibt die Frage nach dem Einfluß unserer Erziehung bzw. Lebensgeschichte: Wie haben sie sich auf unsere »Ideale« ausgewirkt? Wie groß waren Versagungen, die Hunger oder sogar Unersättlichkeit hinterlassen haben, wie stark Verwöhnungen, von denen nur schwer oder gar nicht Abschied genommen werden will oder kann, wie schmerzhaft Verletzungen, mit denen wir leben müssen? Wie realistisch sind von daher unsere Erwartungen? Hier könnte es durchaus eine Überfrachtung geben im Sinne (neurotisch?) übersteigerter, unerfüllbarer Vorstellungen, Wünsche und Ansprüche, die uns selbst und jeden Partner überfordern. Aber nicht die Grundbedürfnisse oder Ansprüche an sich, sondern ihre Ausformung wären das Problem, nicht die Hoffnung und der Wunsch an sich, sondern der Umgang damit. Die Lösung kann also nicht darin bestehen, das Kind mit dem Bade auszuschütten, zu resignieren, alle Lebens-Not-wendigen, berechtigten Sehnsüchte und Erwartungen aufzugeben und als Heile-Welt-Idylle abzutun. Die Kunst besteht im Finden eines lebbaren Maßes: Verzicht auf »übersteigerte« Ideale, nicht auf »Ideale« an sich. Kompromisse im Ausmaß und in der Art und Weise, nicht in der Substanz. Immer wieder einen in diesem Sinne gangbaren Weg zu suchen und ausfindig zu machen ermöglicht und fördert Heilen und Gesunden in einer Partnerbeziehung. Dazu kann wiederum die Erfahrung der sexuellen Körpersprache als Verleiblichung oder Menschwerdung dieser Beziehung einen wesentlichen Beitrag leisten, vorausgesetzt es gelingt, auch hier die menschliche Mitte zwischen Über- und Unterfrachtung, zwischen Mystifizierung oder Ideologisierung der Sexualität auf der einen und Banalisierung oder Verdinglichung auf der anderen Seite zu finden. Sich immer wieder neu auf diese Beziehungssprache einzulassen, dazu möchte dieses Buch Anregungen geben und Mut machen.

Literatur

(Eine Auswahl, die auf weitere Quellen verweist)

Angermann, I.: Miteinander leben. Sexualmedizin 14, 244–250, 1985

Balint, M.: Die Urformen der Liebe und die Technik der Psychoanalyse. Huber/Klett, Bern Stuttgart 1965

Bancroft, J.: Grundlagen und Probleme menschlicher Sexualität. Enke, Stuttgart 1985

Bartholomäus, W.: Glut der Begierde – Sprache der Liebe. Unterwegs zur ganzen Sexualität. Kösel, München 1987

Bartholomäus, W.: Unterwegs zum Lieben. Erfahrungsfelder der Sexualität. Kösel, München 1988

Belzer, E. G.: An historical sketch of western man's sexual attitudes and customs, in: Cohn, F.: Understanding human sexuality. Prentice-Hall, Englewood Cliffs, N. J. 1974

Bettelheim, B.: Kinder brauchen Märchen. Stuttgart 1977 (zit. n. Röhrich)

Bischof, N.: Das Rätsel Ödipus. Die biologischen Wurzeln des Urkonflikts von Intimität und Autonomie. Piper, München Zürich 1989

Bodemer, Ch. W.: Concepts of reproduction and its regulation in the history of western civilization. Contraception 13, 427–446, 1976

Bonnafont, C.: Die Botschaft der Körpersprache. Ariston, Genf 1979

Borneman, E.: Reifungsphasen der Kindheit. Sexuelle Entwicklungspsychologie Bd. 1. Jugend und Volk, Wien München 1981

Brenner, Ch.: Grundzüge der Psychoanalyse. S. Fischer, Frankfurt/M. 1976

Calderone, M. S.: Adolescent Sexuality: Elements and Genesis. Pediatrics, Suppl., 699–703, 1985

Carr, D. E.: Liebet euch und vermehret euch nicht. Die Liebespraktiken der Tiere. Heyne, München 1983

Carroll, J. L. / Volk, K. D. / Hyde, J. S.: Differences between Males and Females in motives for engaging in sexual intercourse. Arch. Sex. Beh. 14, No 2, 1985

Clinebell, H. u. Ch.: Ehe intim. Pfeiffer, München 1974

Cohn, F.: Understanding human sexuality. Prentice-Hall, Englewood Cliffs, N. J. 1974

Cyran, W. / Halhuber, M. J.: Der ältere Patient und seine Sexualität. Echo, Köln 1990

Cyran, W.: Sexualmoral im Alter. Sexualmedizin 20, 575, 1991

Denney, N. W. / Field, J. K. / Quadagno, D.: Sex differences in sexual needs and desires. Arch. Sex. Beh. 13, 233–245, 1984

Denzler, G.: Die verbotene Lust. 2000 Jahre christlicher Sexualmoral. Piper, München Zürich 3. Auflage 1991
Döring, G. K. / Sollfrank, R.: Gibt es ein eindeutiges Libidomaximum im Zyklus der Frau? Sexualmedizin 17, 8–13, 1988
Dröscher, V. B.: Nestwärme. Wie Tiere Familienprobleme lösen. Econ, Düsseldorf Wien 1982
Eibl-Eibesfeld, I.: Liebe und Haß. Zur Naturgeschichte elementarer Verhaltensweisen. Piper, München 1970
Eibl-Eibesfeld, I.: Stammesgeschichtliche und kulturelle Anpassungen im menschlichen Verhalten, in: G. Kurth / I. Eibl-Eibesfeld (Hg.): Hominisation und Verhalten. G. Fischer, Stuttgart 1975, 372–396
Eibl-Eibesfeld, I.: Die Biologie des menschlichen Verhaltens – Grundriß der Humanethologie. Piper, München 1986
Ell, E.: Dynamische Sexualmoral. Zürich 1972
Ellhardt, S.: Tiefenpsychologie. Kohlhammer, Stuttgart 1971
Enke, H. (Hg.): Kursus der Medizinischen Psychologie. Urban & Schwarzenberg, München Berlin Wien 1971
Erikson, E. H.: Identität und Lebenszyklus. Suhrkamp, Frankfurt/M. 1976
Eysenck, H.: Das Partnerbuch. Anleitung zum Glücklichsein. Molden-Seewald, München 1983
Fisher, S.: Der Orgasmus der Frau. Dt. Verlagsanstalt, Stuttgart 1973
Ford, C. S. / Beach, F. A.: Formen der Sexualität, das Sexualverhalten bei Mensch und Tier. Rowohlt, Reinbek 1968
Fouts, R. S.: Communication with Chimpanzees, in: G. Kurth / I. Eibl-Eibesfeld (Hg.): Hominisation und Verhalten. G. Fischer, Stuttgart 1975
Frank, L. K.: Tactile Communication. Genetic Psychology Monographs Vol. 56, 1957 (zit. n. Montagu)
Frankl, V. E.: Die Sinnfrage in der Psychotherapie. Piper, München 1981
Frankl, V. E. / Kreuzer, F.: Im Anfang war der Sinn. Piper, München Zürich 1986
Freud, S.: Die Traumdeutung (1900), Ges. Werke Bd. 2/3. S. Fischer, Frankfurt/M. 1972
Freud, S.: Drei Abhandlungen zur Sexualtheorie (1905), Ges. Werke Bd. 5. S. Fischer, Frankfurt/M. 1972
Fromm, E.: Die Kunst des Liebens. Ullstein, Frankfurt Berlin Wien 1973
Fuchs, A.: Männersprache – Frauensprache. APP Eigenverlag, Wien 1980
Futuyma, D. J.: Evolutionsbiologie. Birkhäuser, Basel Boston Berlin 1990
Gehlen, A.: Der Mensch, seine Natur und seine Stellung in der Welt. Bonn 1950 (zit. n. Schelsky 1955)
Greeley, A.: Erotische Kultur. Styria, Graz Wien Köln 1977

Haag, H. / Elliger, K.: »Stört nicht die Liebe«. Die Diskriminierung der Sexualität – ein Verrat an der Bibel. Walter, Olten / Freiburg i. Br. 1986

Himes, N. E.: Medical history of contraception. Gamut, New York 1963

Jellouschek, H.: Der Froschkönig, ich liebe Dich, weil ich Dich brauche. Kreuz, Zürich 1985

Jongbloet, P. H.: Seasonality of births, in: Aging Gametes (Int. Symposium Seattle 1973). Basel 1975

Kaplan, H. S.: Hemmungen der Lust. Enke, Stuttgart 1981

Kentler, H.: Sexualität ist anders, in: Brender, I. (Hg.): Die Sache mit dem Sex. Beltz, Weinheim Basel 1977; 8. Auflage 1982

Kentler, H.: Taschenlexikon Sexualität. Schwann, Düsseldorf 1982

Keown, K. K.: Historical perspectives on intravaginal contraceptive sponges. Contraception 16, 1–8, 1977

Klaus, M. H. / Kennel, J. H.: Maternal-infant bonding. Mosby, St. Louis 1976

Klaus, M. H. / Klaus, Ph. H.: Neugeboren. Das Wunder der ersten Lebenswochen. Kösel, München 1988

Knobil, E. / Neill, J. D.: The Physiology of Reproduction. Raven Press, New York 1988

Kolodny, R. C. / Masters, W. H. / Johnson, V. E.: Textbook of Sexual Medicine. Little, Brown & Co., Boston 1979

Lawick-Goodall, J. van: The behaviour of the Chimpanzee, in: G. Kurth / I. Eibl-Eibesfeld (Hg.): Hominisation und Verhalten. G. Fischer, Stuttgart 1975, 74–136

Leist, F.: Liebe und Geschlecht. Schwab, Stuttgart 1961

Leist, F.: Der sexuelle Notstand und die Kirchen. Herder, Freiburg i. Br. 1972

Liemann, F. J.: Wo sich das Wirken Gottes dem Nachweis entzieht. Die »Empfängnisverhütung« als Scheinproblem der Kirche. Frankfurter Allgemeine Zeitung, 12. 4. 1991

Loewit, K.: Arzt und Ehetherapie. J. Autog. Training und allg. Psychother. 2, H. 2–4, 1975

Loewit, K.: Der kommunikative Aspekt der Sexualität. Sexualmedizin 7, 971–975, 1978

Loewit, K.: Sexualität und Partnerschaft, in: H. Viefhues (Hg.): Lehrbuch Sozialmedizin. Kohlhammer, Stuttgart Berlin Köln Mainz 1981, 79–89

Loewit, K.: Sexuelle Störungen, in: Th. v. Uexküll et al. (Hg.): Psychosomatische Medizin. Urban & Schwarzenberg, München Wien Baltimore, 4. Auflage, 1990, 635–643

Loewit, K.: Auch mit Sexualität zufrieden älter werden. Sexualmedizin 19, 578–583, 1990b

Lorenz, K.: Das sogenannte Böse. Zur Naturgeschichte der Aggression. Borotha Schoeler, Wien 1963
Maccoby, E. / Jacklin, E. N.: The Psychology of Sex Differences. Stanford University Press, Stanford 1974
Mandel, A. K. (Stadter, E. / Zimmer, D.): Einübung in Partnerschaft durch Kommunikationstherapie und Verhaltenstherapie. Pfeiffer, München 1971; 11. Auflage 1989
Maslow, A. H.: Towards a Psychology of Being. Van Nostrand, New York 1958 (zit. n. Zimbardo)
Masters, W. H. / Johnson, V. E.: Human Sexual Inadequacy. Little, Brown & Co., Boston 1970
Masters, W. / Johnson, V.: Spaß an der Ehe. Molden, Wien München Zürich Innsbruck 1977
Molcho, S.: Körpersprache. Mosaik, München 1983
Money, J.: Körperlich-sexuelle Fehlentwicklungen. Rowohlt, Reinbek 1969
Money, J. / Tucker, P.: Sexual signatures. On being a man or a woman. Little, Brown & Co., Boston Toronto 1975
Montagu, A.: Zum Kind reifen. Klett-Cotta, Stuttgart 1984
Montagu, A.: Körperkontakt. Klett-Cotta, Stuttgart 1987
Morris, D.: Der Mensch mit dem wir leben. Droemer Knaur, München Zürich 1978
Morris, D.: Körpersignale. Heyne, München 1986
Mortimer, D. / Templeton, A. A. / Lenton, E. A. / Coleman, R. A.: Annual patterns of human sperm production and semen quality. Arch. Androl. 10, 1–5, 1983
Nelson, J. B.: The intimate connection. Male sexuality, masculine spirituality. Westminster Press, Philadelphia 1988
Neumann, G.-H.: Wie natürlich ist die »natürliche Familien-Planung«? Gynäkologe 22, 1–6, 1989
Noonan, J. T.: Contraception: A history of its treatment by the catholic theologians and canonists. Harvard Univ. Press, Cambridge 1965 / Matthias Grünewald, Mainz 1969
Ranke-Heinemann, U.: Eunuchen für das Himmelreich. Katholische Kirche und Sexualität. Hoffmann und Campe, Hamburg 1988
Reutler, B. H.: Körpersprache verstehen. Humboldt, München 1988
Ringel, E. / Kirchmair, A.: Religionsverlust durch religiöse Erziehung. Herder, Wien Freiburg Basel 1986
Röhrich, L.: Wage es, den Frosch zu küssen! Diederichs, Köln 1987
Schaetzing, E.: Die ekklesiogenen Neurosen. Sexualmedizin 6, 640–642, 1977

Schaller, G. B.: Unter Löwen in der Serengeti. Herder, Frankfurt Basel Wien 1976
Schellenbaum, P.: Das Nein in der Liebe. dtv, München 1986
Schelsky, H.: Die sozialen Formen der sexuellen Beziehungen, in: H. Giese (Hg.): Die Sexualität des Menschen. Enke, Stuttgart 1955
Schelsky, H.: Soziologie der Sexualität. Rowohlt, Reinbek 1967
Schnabl, S.: Intimverhalten–Sexualstörungen–Persönlichkeit. VEB Verlag d. Wissenschaften, Berlin DDR 1972; 6. Auflage 1983
Schnabl, S.: Probleme sexueller Bedürfnisdiskordanz. Sexualmedizin 4, 527–532, 1975
Schubart, W.: Religion und Eros (Hg. F. Seifert). C. H. Beck, München 1941 / 1978
Schumann, H.-J. v.: Erotik und Sexualität in der zweiten Lebenshälfte. Hippokrates, Stuttgart 1980
Sombart, N.: Sexuelle Befreiung als utopisches Projekt. In: A. Schuller / N. Heim (Hg.): Vermessene Sexualität. Springer, Berlin Heidelberg New York London Paris Tokio 1987
Spitz, R. A.: Vom Säugling zum Kleinkind. Klett-Cotta, Stuttgart 1985
Stearns, S. C. (Hg.): The Evolution of Sex and its Consequences. Birkhäuser, Basel Boston 1987
Symons, D.: The Evolution of Human Sexuality. Oxford University Press, New York Oxford 1979
Thomas, K.: Abriß der Entwicklungspsychologie. Herder, Freiburg Basel Wien 1979
Thomas, K.: Praxis des Autogenen Trainings. Selbsthypnose nach I. H. Schultz. Trias (Thieme Hippokrates Enke), Stuttgart 1989
Uexküll, Th. v. (Hg.): Psychosomatische Medizin. Urban & Schwarzenberg, München Wien Baltimore, 4. Auflage 1990
Vogt, H.-H.: Tiere intim. Ullstein, Frankfurt / M. 1973
Walter, H.: Sexual- und Entwicklungsbiologie des Menschen. Thieme, Stuttgart 1978
Watzlawick, P. / Beavin, J. H. / Jackson, D. D.: Menschliche Kommunikation. Huber, Bern Stuttgart Wien 1969
Wendt, H.: Das Liebesleben in der Tierwelt. Rowohlt, Reinbek 1962
Wickler, W.: Sind wir Sünder? Naturgesetze der Ehe. Droemer Knaur, München Zürich 1969
Wickler, W. / Seibt, U.: Männlich, Weiblich. Der große Unterschied und seine Folgen. Piper, München Zürich, 2. Auflage 1984
Willi, J.: Die Zweierbeziehung. Rowohlt, Reinbek 1975
Zimbardo, P. G.: Psychologie. Springer, Berlin Heidelberg New York Tokio, 4. Auflage 1983

Psychologie

Eine Auswahl

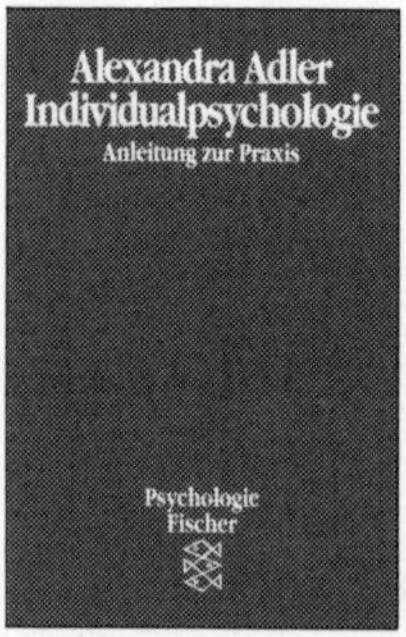

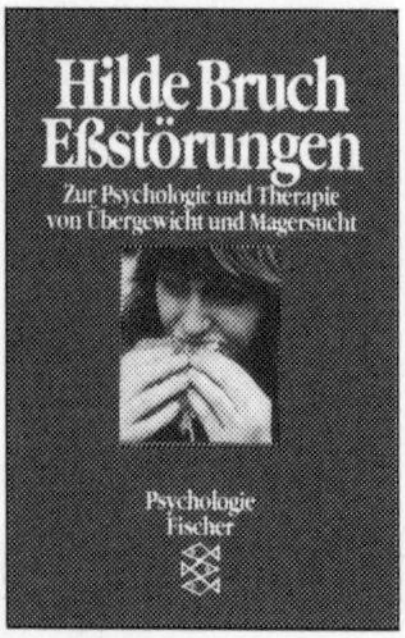

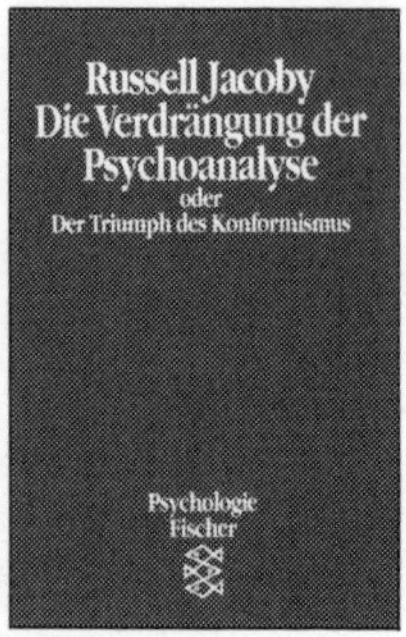

Alexandra Adler
Individualpsychologie
Anleitung zur Praxis
Band 10131

Robert F. Antoch
Von der Kommunikation zur Kooperation
Studien zur individual-psychologischen Theorie und Praxis
Band 4618

Charles Brenner
Grundzüge der Psychoanalyse
Band 6309

Praxis der Psychoanalyse
Psychischer Konflikt und Behandlungstechnik
Band 6740

Hilde Bruch
Eßstörungen
Zur Psychologie und Therapie von Übergewicht und Magersucht
Band 6796

Das verhungerte Selbst
Gespräche mit Magersüchtigen
Band 10167

Sándor Ferenczi
Schriften zur Psychoanalyse
Auswahl
in zwei Bänden
Herausgegeben von Michael Balint
I. Band: Bd. 7316
II. Band: Bd. 7317

Bernhard Handlbauer
Die Adler-Freud-Kontroverse
Band 7425

Jolande Jacobi
Die Psychologie von C. G. Jung
Eine Einführung in das Gesamtwerk
Band 6365

Russell Jacoby
Die Verdrängung der Psychoanalyse
oder Der Triumph des Konformismus
Band 10518

C. G. Jung
Über Grundlagen der Analytischen Psychologie
Die Tavistock Lectures 1935
Band 6302

Fischer Taschenbuch Verlag

fi 1191/3 a

Psychologie

Eine Auswahl

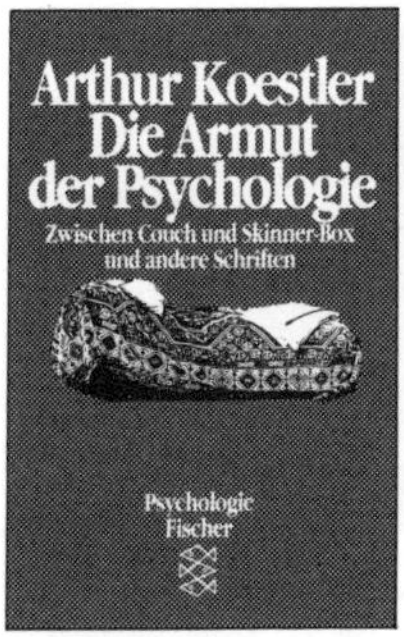

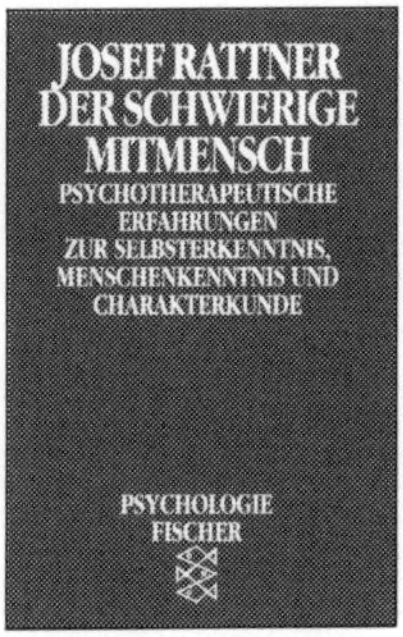

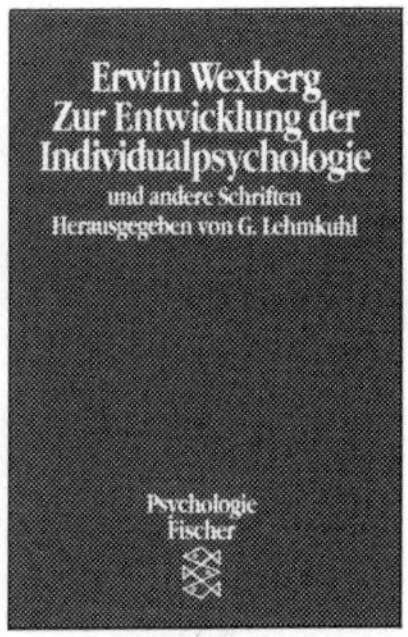

C. G. Jung
Über die Psychologie des Unbewußten
Band 6299

Welt der Psyche
Band 10398

Arthur Koestler
Die Armut der Psychologie
Zwischen Couch und Skinner-Box und andere Schriften
Band 4616

Hans-Martin Lohmann (Hg.)
Das Unbehagen in der Psychoanalyse
Eine Streitschrift
Band 6782

Margaret S. Mahler
Studien über die drei ersten Lebensjahre
Band 10798

Gerald H. J. Pearson
Handbuch der Kinder-Psychoanalyse
Einführung in die Psychoanalyse von Kindern und Jugendlichen
Band 7324

Josef Rattner
Psychologie und Psychopathologie des Liebeslebens
Band 6737

Psychotherapie als Menschlichkeit
Band 6253

Der schwierige Mitmensch
Psychotherapeutische Erfahrungen zur Selbsterkenntnis, Menschenkenntnis und Charakterkunde
Band 6186

Reimut Reiche
Geschlechterspannung
Eine psychoanalytische Untersuchung
Band 10329

Rainer Schmidt (Hg.)
Die Individualpsychologie Alfred Adlers
Band 6799

Harry Stroeken
Freud und seine Patienten
Band 10856

Erwin Wexberg
Zur Entwicklung der Individualpsychologie
und andere Schriften
Herausgegeben von Gerd Lehmkuhl
Band 4619

Horst Wilhelm
Informationshandbuch Psychologie
Band 4533

Fischer Taschenbuch Verlag

fi 1191 / 2b

Psychologische Ratgeber

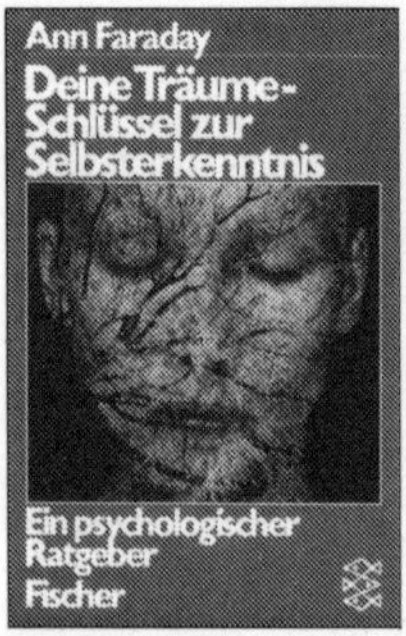

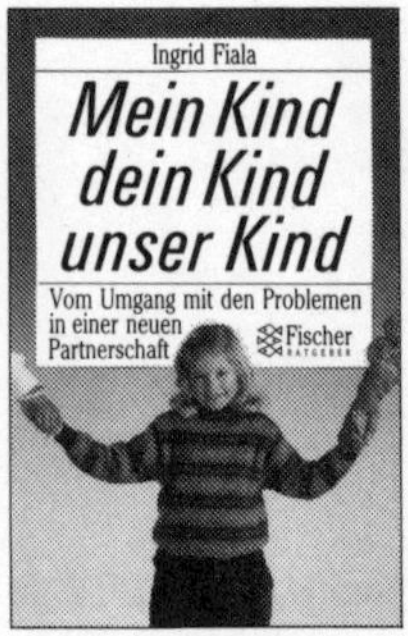

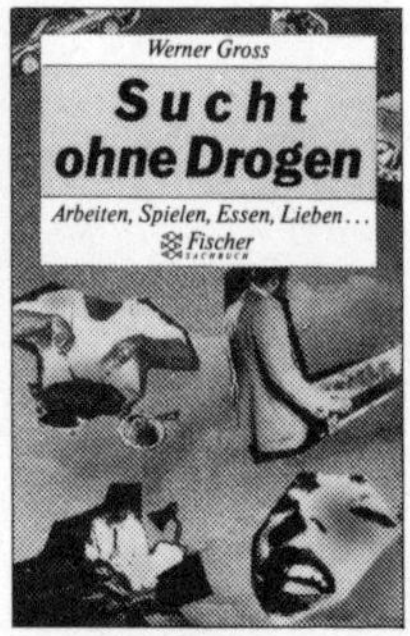

George R. Bach / Herb Goldberg
Keine Angst vor Aggression
Die Kunst der Selbstbehauptung
Band 3314

George R. Bach / Peter Wyden
Streiten verbindet
Spielregeln für Liebe und Ehe
Band 3321

Christian Büttner (Hg.)
Spielerfahrungen mit Kindern
Sinnvolles Lernen oder pädagogischer Trick?
Band 3350

Katharina Dalton
Mütter nach der Geburt
Wege aus der Depression
Band 10955

Dorothee Ebert (Hg.)
Wer behindert wen?
Eltern behinderter Kinder und Fachleute berichten
Band 3349

Ann Faraday
Deine Träume – Schlüssel zur Selbsterkenntnis
Band 3306

Ingrid Fiala
Mein Kind, dein Kind, unser Kind
Vom Umgang mit den Problemen in einer neuen Partnerschaft
Band 3529

Günther Gauß
Angewandtes Ganzheits-Training
Übungen und Erfahrungen
Band 3537

Günther Gauß
Der Weg zum Selbst
Übungen zur automeditativen Energetik
Band 3536

Liz Greene
Kosmos und Seele
Wege zur Partnerschaft
Ein astro-psychologischer Ratgeber
Band 10748

Werner Gross
Sucht ohne Drogen
Arbeiten, Spielen, Essen, Lieben …
Band 3531

Wolfgang Hölzle
Krankheit als Neubeginn
Bewußter leben nach dem Herzinfarkt
Band 3360

Fischer Taschenbuch Verlag

fi 9 / 5 a

Geist und Psyche
Begründet von Nina Kindler 1964

Gruppenpsychoanalyse

Bruno Bettelheim
Aufstand gegen die Masse
Band 42217

W. R. Bion
Erfahrungen in Gruppen
und andere Schriften
Band 42322

Gesellschaft für wissenschaftliche Gesprächstherapie
Die klientenzentrierte Gesprächspsychotherapie
Band 42149

Evelyn Heinemann / Udo Rauchfleisch / Tilo Grüttner
Gewalttätige Kinder
Psychoanalyse und Pädagogik in Schule, Heim und Therapie
Band 10760

Aloys Leber / Hans-Georg Trescher / Elise Weiss-Zimmer
Krisen im Kindergarten
Psychoanalytische Beratung in pädagogischen Institutionen. Band 42315

Joseph Luft
Einführung in die Gruppendynamik
Band 42316

Michael Lukas Moeller
Anders helfen
Selbsthilfegruppen und Fachleute arbeiten zusammen
Band 11013

Horst Petri
Angst und Frieden
Band 42294

Carl R. Rogers
Partnerschule
Band 42236

Hans Strotzka
Macht
Ein psychoanalytischer Essay
Band 42303

Lewis Yablonsky
Psychodrama
Die Lösungnen emotionaler Probleme durch Rollenspiel
Band 11012

Fischer Taschenbuch Verlag

fi 485 / 9

Geist und Psyche

Begründet von Nina Kindler 1964

Neuere Psychotherapien

Gaetano Benedetti
Der psychisch Leidende und seine Welt
Band 42139

Eric Berne
Was sagen Sie, nachdem Sie »Guten Tag« gesagt haben?
Band 42192

Bruno Bettelheim
Aufstand gegen die Masse
Band 42217
Die Geburt des Selbst
Band 42247

Medard Boss
Sinn und Gehalt der sexuellen Perversionen
Band 42080

Gion Condrau
Einführung in die Psychotherapie
Band 42115

Gesellschaft für wissenschaftliche Gesprächstherapie
Die klientenzentrierte Gesprächspsychotherapie
Band 42149

Herbert Goetze / Wolfgang Jaede
Die nicht-direktive Spieltherapie
Band 42262

Abraham A. Maslow
Psychologie des Seins
Band 42195

Michael Lukas Moeller
Anders helfen
Selbsthilfegruppen und Fachleute arbeiten zusammen. Band 11013

Gertrud Orff
Die Orff-Musik-Therapie
Band 42193

O. G. Wittgenstein
Märchen, Träume, Schicksale
Band 42300

Lewis Yablonsky
Psychodrama
Die Lösung emotionaler Probleme durch Rollenspiel
Band 11012

Fischer Taschenbuch Verlag

fi 362 / 9

Geist und Psyche

Begründet von Nina Kindler 1964

Psychoanalyse

Hellmuth Benesch
Verlust der Tiefe
Eine psychische Dimension im Umbruch
Band 10469

Kurt R. Eissler
Todestrieb, Ambivalenz, Narzißmus
Band 10568

Ernst Federn / Gerhard Wittenberger (Hg.)
Aus dem Kreis um Sigmund Freud
Zu den Protokollen der Wiener Psychoanalytischen Vereinigung. Band 10809

Anna Freud
Das Ich und die Abwehrmechanismen
Band 42001

André Haynal
Die Technik-Debatte in der Psychoanalyse
Freud, Ferenczi, Balint
Band 42311

Werner W. Kemper
Der Traum und seine Be-Deutung
Band 42184

Thomas Köhler
Abwege der Psychoanalyse-Kritik
Band 42318

Stavros Mentzos
Neurotische Konfliktverarbeitung
Band 42239

Hysterie. Band 42212

Angstneurose. Band 42266

Humberto Nagera (Hg.)
Psychoanalytische Grundbegriffe
Band 42288

Horst Petri
Angst und Frieden
Band 42294

Harald Pühl / Wolfgang Schmidbauer (Hg.)
Supervision und Psychoanalyse
Selbstreflexion der helfenden Berufe
Band 10599

Harold Stern
Die Couch
Band 42308

Fischer Taschenbuch Verlag

fi 350 / 10